MUNDO GAY

EPOCA 2   AÑO 2   MARZO 2021

ENTREVISTA EXCLUSIVA CON EmpoderARTE

FINALISTAS DEL CONCURSO AMATEUR DE CHICOS SEXYS

¿Problemas de Dinero?
TE PASAMOS TIPS PARA SALIR DE POBRE SIN MORIR EN EL INTENTO

DISCRIMINACIÓN ENTRE NOSOTROS

¡Feliz Primavera!

EDITORIAL

Estuve Casado 20 años y puedo decir que hasta el momento he vivido lo suficiente para ver muchos cambios en tan poco tiempo en cuestión de Derechos LGBT. No me considero un historiador, pero sí un testigo de los cambios que ha habido en la sociedad y la lucha que en los años recientes ha logrado avances importantes.

Estos avances incluyen que se puedan publicar, Libros, Revistas como esta. Además de que se ha logrado que se abran espacios que antes era impensable que hubiera presencia LGBT de forma objetiva en TV y en Series y Películas, que nos hagan sentir identificados y que nos ayuden a conocer un poco más de nosotros mismos, romper tabúes y en general conocer más de la vida LGBT, sin estereotipos, sin agresiones, de manera objetiva y buscando ver las cosas como son, o mínimo exponer diferentes puntos de vista para que cada quién se forme su opinión al respecto.

Hemos dado muchos pasos hacia adelante y es una razón más para no retroceder. En nuestro camino personal, Revista Mundo Gay siempre ha buscado estar cerca de nuestros lectores, en Redes Sociales, ya que fuimos de los pioneros en tener contacto directo con nuestros lectores a través de Facebook, Twitter, etc.

Te damos gracias por seguirnos acompañando en esta travesía por la vida, donde no sabemos a qué nuevos horizontes nos llevará ni qué nuevas aventuras viviremos.

Esta es una Revista que para muchos ha sido un refugio, donde todo el tiempo estamos rodeados de información, programas, libros, revistas y películas dirigidas a Heterosexuales que nos hacen a un lado, dando por sentado que no hay otras opciones.

Revista Mundo Gay es una producción hecha por Hombres Gays para Hombres Gays. Donde sabemos lo que nos gusta, lo que nos disgusta y buscamos estar siempre en contacto con la comunidad para seguir ofreciendo las cosas que te interesan, porque en este mundo tan cambiante las cosas evolucionan, se transforman y avanzan a veces demasiado rápido. Pero buscamos brindarte calidad.

¡VIVA LA DIVERSIDAD!
KYEV GALVÁN CRUZ

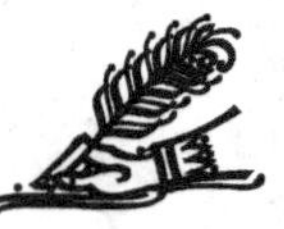

¿TIENES ALGO QUE DECIR?
Escríbenos a: mundogay.revista@gmail.com

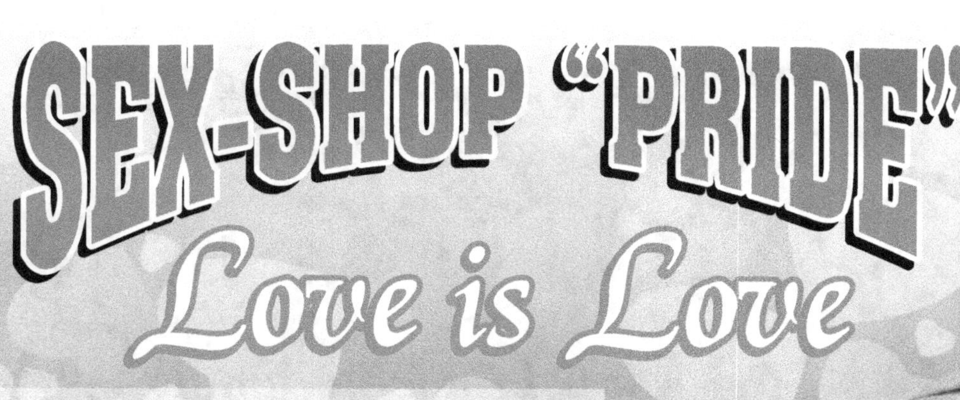

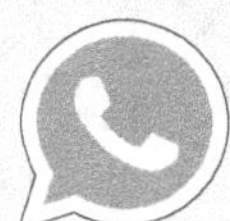

DISEÑO GRÁFICO:
Irak Kyev Galvan Cruz

HORÓSCOPOS:
Genio Jal-Addin

CULTURA:
Roger Rocker

NOTI-GAY:
Javier González

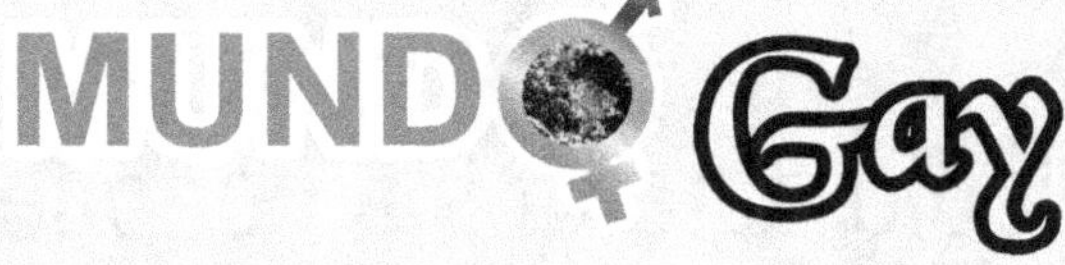

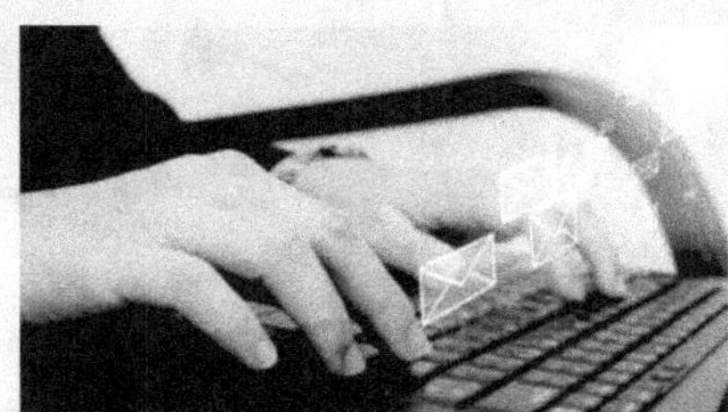

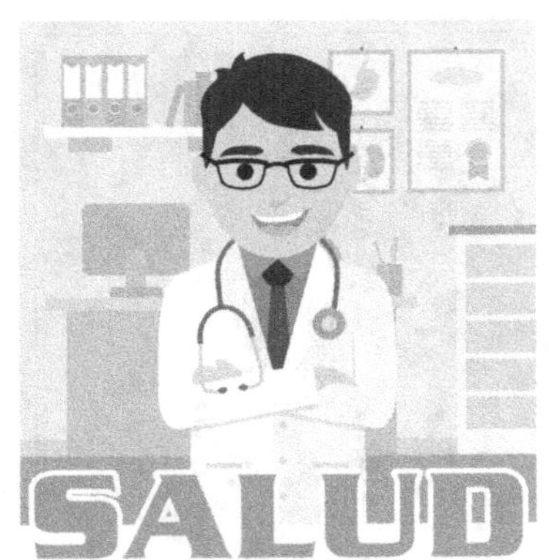

Adicciones en la Comunidad LGBTTTQ+

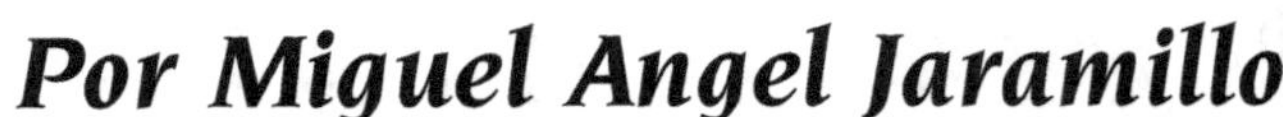

Por Miguel Angel Jaramillo

Hola queridos lectores. En esta ocasión que empezamos nuevamente el ciclo con la llegada de la primavera quiero aprovechar para que platiquemos de un tema muy fuerte y que parece que cada vez más nos afecta más. Me refiero a las adicciones. Donde muchas veces vivimos muchos patrones negativos que nos hacen daño y que muchas veces nos parece imposible poder dejarlos. Nosotros como comunidad somos muy vulnerables a caer en varios tipos de adicciones, no solamente en consumo de sustancias, sino también conductas dañinas. Pero empecemos con la pregunta:

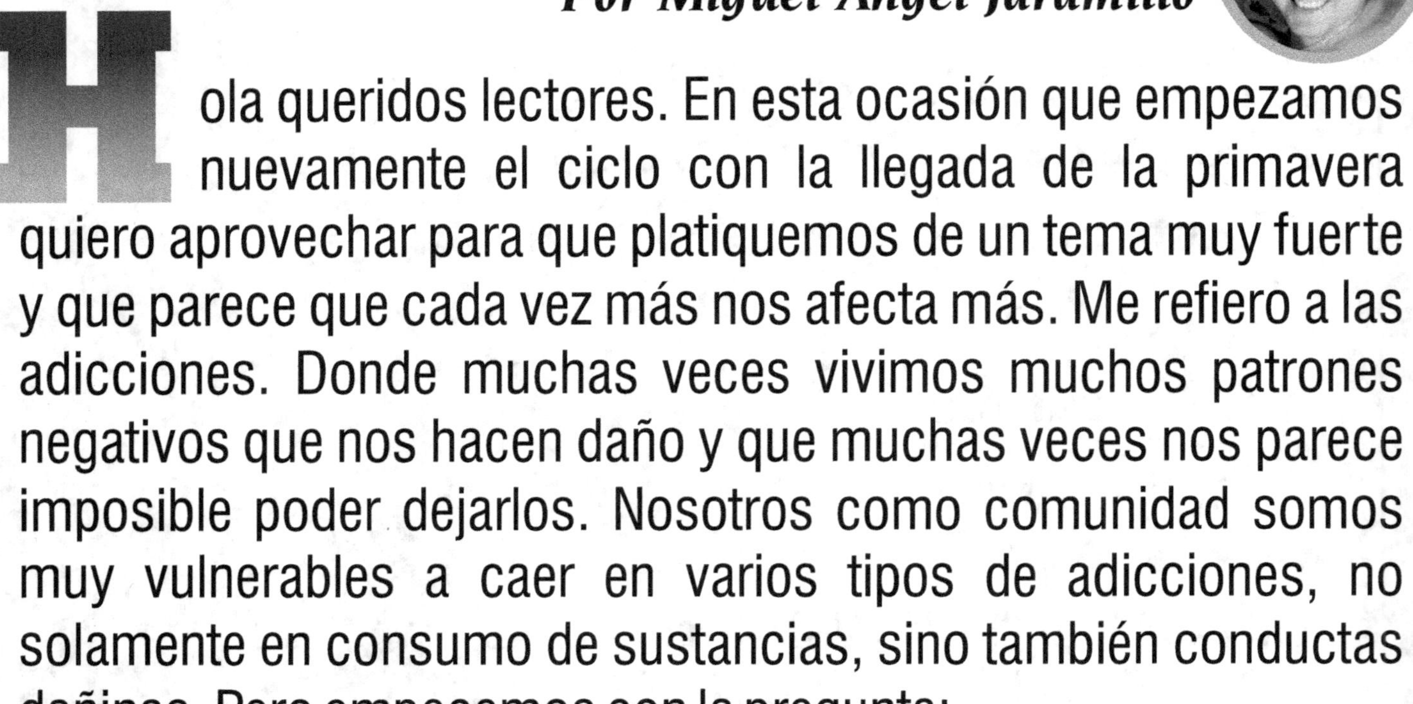

"¿Porque se dan las adicciones dentro de la comunidad LGBTTTIQ+?"

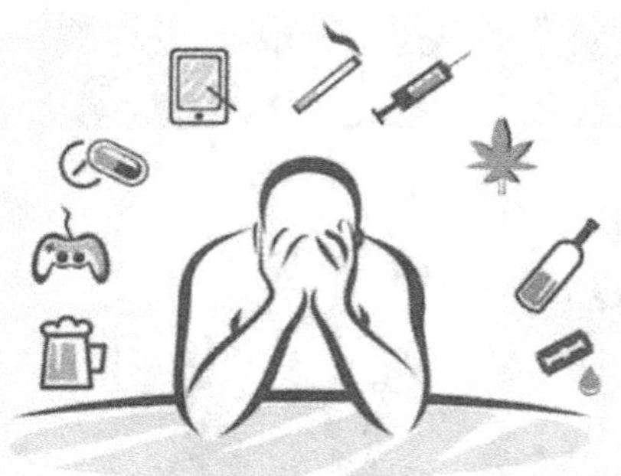

Dentro de este artículo daremos a conocer las posibles causas por las cuales, una gran parte de la comunidad LGBTTTIQ+ tiene alguna adicción, ya sea a estupefacientes como drogas, alcohol, sexo sin protección, relaciones destructivas, entre otras cosas.

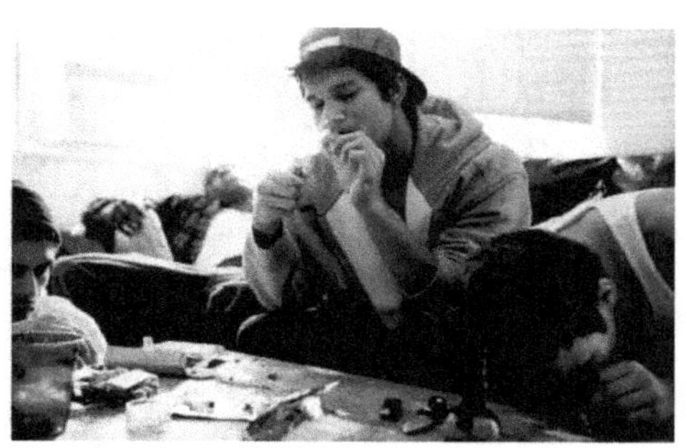

¿Por qué sucede esto?

Las razones pueden ser múltiples, no siempre hay una sola "causa" o "culpable", sin embargo, se puede mencionar que una de las razones que tienen en común la mayoría de las personas que son adictas a alguna sustancia o conducta, es que pueden encontrar dos cosas: un escape de su realidad dolorosa aunque sea por un rato (en el caso de sustancias), donde se busca "no sentir" o "no enfrentar" la situación o situaciones que nos lastiman, o una "justificación" del por qué tenemos esta adicción a una conducta negativa o relación destructiva, por decir algunos ejemplos.

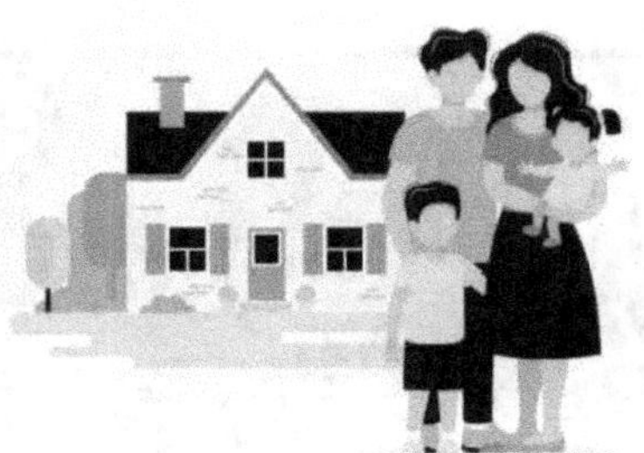

Es necesario abordar el tema de la familia, ya que es muy importante recordar, que nuestra tribu fue, es y seguirá siendo parte de la recuperación de una persona en cualquier tipo de adicción. A su vez, daremos algunas recomendaciones para poder trabajar el niño interno y así poder mantenerse en un mayor equilibrio.

También es importante recordar que no sólo la comunidad LGBTTTIQ puede tener adicciones, sino que prácticamente todos los seres humanos en general vivimos con alguna o varias adicciones, de las cuales muchas veces ni siquiera somos conscientes.

Los seres humanos desde que somos pequeños vamos adquiriendo una personalidad, como un mecanismo de supervivencia y así poder encajar en una sociedad que está por demás enferma. Esto se debe precisamente a que estamos completamente en el afuera criticando y juzgando lo que otros seres humanos hacen o dejan de hacer.

¿Cómo podemos empezar a trabajar con nuestro niño interior la comunidad LGBTTTIQ+?

Veamos primero qué es el niño interior: El niño interior son nuestras emociones con las que convivimos diariamente, por lo tanto, es imperativo manifestarlas en tiempo y forma. Desafortunadamente, en esta sociedad enfermiza en la que vivimos, el manifestarlas es algo que va en

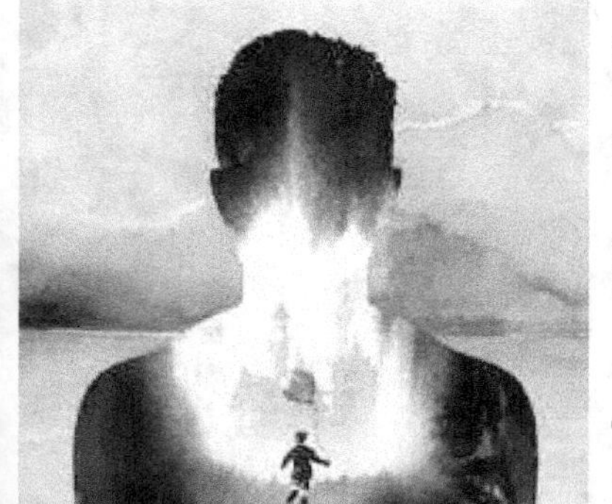

contra nuestra idiosincrasia, a tal grado que vamos generando enfermedades mentales y/o adicciones por una falta de una estima propia.

Todas las cosas que vamos conociendo desde niños en nuestra vida cotidiana generalmente las aprendemos de nuestra familia; si la idiosincrasia de nuestra familia es rígida y limitada entonces seguramente nosotros seremos así; recordando que nuestro trabajo de vida generalmente está en romper esas cadenas sí queremos ser realmente felices; de lo contrario nuestro niño interior se va volviendo más vulnerable y por lo tanto más dependiente a cualquier situación externa: alcohol, drogas, relaciones destructivas, trabajo excesivo creyendo que algún día llegaremos a ser felices; por tal motivo nuestra mente se va distorsionando cada vez más y esto a su vez va generando nuestra realidad sufriente.

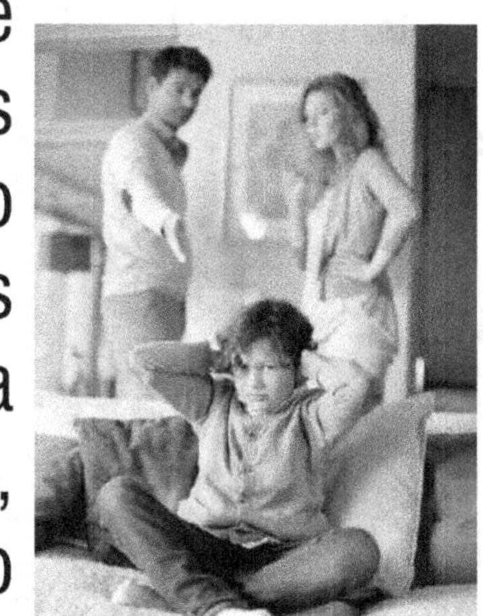

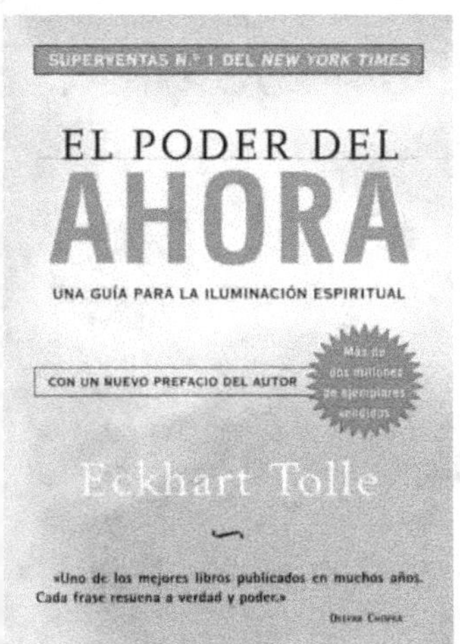

Dentro del libro "El poder del Ahora" de Eckartolle, se menciona que nosotros mismos elegimos el cuerpo del dolor, como parte fundamental de nuestro aprendizaje las veces que sea necesario; ya que el sufrimiento es casi inherente a nosotros y que, en la mayoría de los casos, por eso tenemos varias recaídas o retrocesos .

¿Cómo podríamos entonces la comunidad LGBTTTIQ+ a dejar de ser adictos?

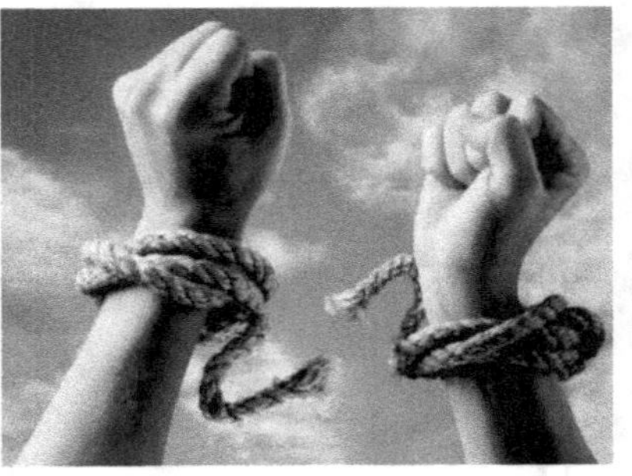

Quiero resaltar que para poder recuperarnos en esencia es imperativo aprender a convivir con nosotros mismos; un ejemplo muy palpable es el confinamiento que todos hemos vivido de una u otra manera; es una gran oportunidad para empezar a conocerse y dejar de huir de nosotros mismos.

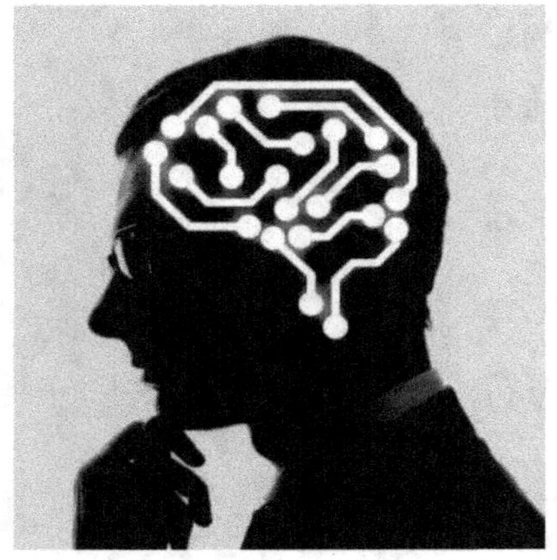

Cuando nos damos la oportunidad de estar con nosotros mismos, nuestra mente se da a la tarea de recordar memorias pasadas; para así poder sanar esas experiencias aparentemente muy dolorosas. En mi experiencia todos los seres humanos tendríamos que hacer un inventario diariamente, para así reconocer las heridas que no hemos sanado. Pongamos como ejemplo que una persona de la comunidad tiene una pareja, tiene una buena posición económica, tiene amigos, tiene una mamá que lo apoya y un padre ausente, cuya falta le causó mucho dolor durante su crecimiento. Esa persona de la comunidad LGBTTTIQ+ no podrá estar consigo misma y es muy probable que sea más vulnerable a volverse

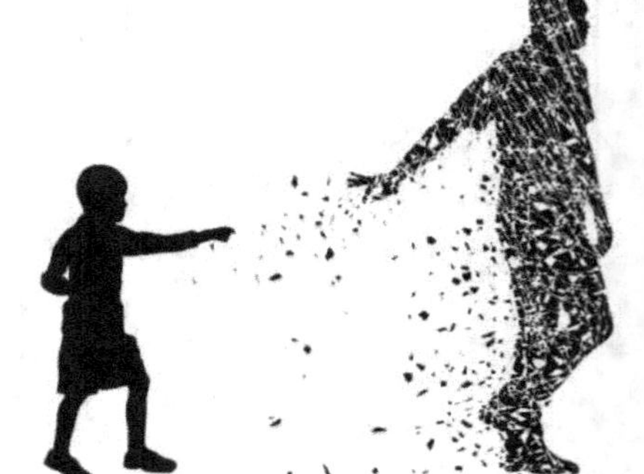

adicta al alcohol; drogas o tendrá la tendencia de estar en relaciones destructivas para llenar ese vacío interno.

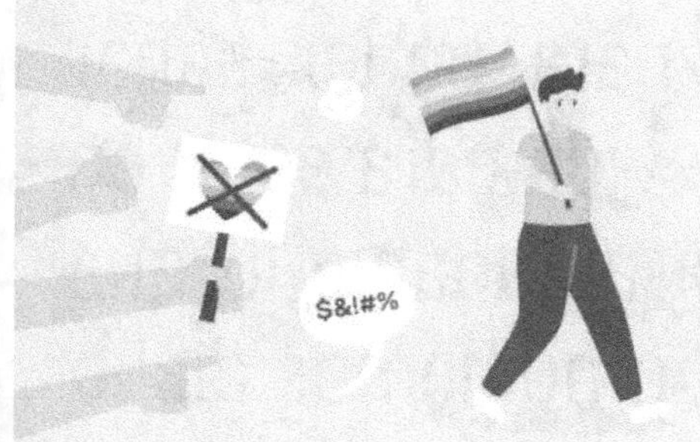

Una cosa más que quisiera agregar: es que dentro de la comunidad LGBTTTIQ+ es muy palpable el rechazo, por eso gran parte de la comunidad hemos hecho esfuerzos sobrehumanos (conscientes o inconscientes) para que los demás nos acepten y nos reconozcan. El esfuerzo ha sido tal, que en muchas de las ocasiones el escape es tener sexo de alto riesgo, tomar drogas de cualquier especie de una manera completamente desmedida.

En el libro de Lise Bourbeau; ¿Quién eres tú?, se especifican todas y cada una de las características que nos ayudan a recodar cómo recuperarnos a nosotros mismos, por ejemplo:

- Eres lo que ves
- Eres lo que escuchas
- Eres lo que vistes
- Eres la forma de tu cuerpo
- Eres tu vivienda
- Eres tus malestares y enfermedades
- Eres tu luz

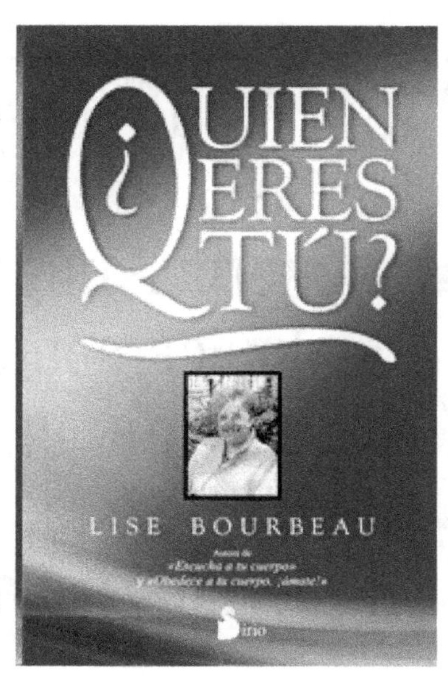

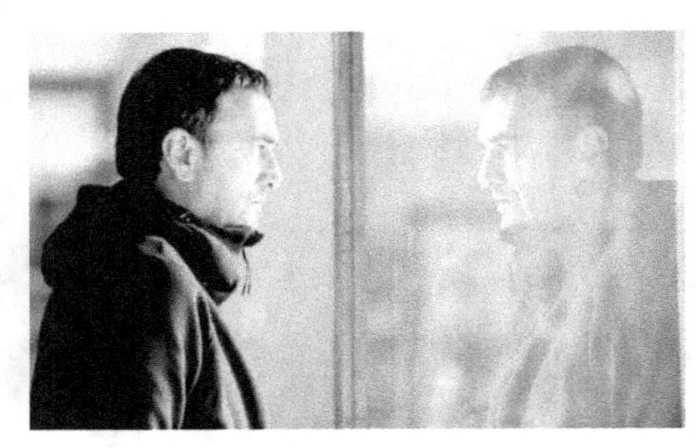

Si haces un pequeño análisis en algunas de estas afirmaciones con lo que existe en tu vida, podrás darte cuenta de qué áreas de tu vida necesitas trabajar para poder sanar todos los aspectos de tu vida para estar en armonía contigo mismo. Puede que no sea agradable lo que veas al hacer este buceo en tu interior, pero como hemos dicho muchas veces, es importante que generes esta consciencia de ti mismo para que puedas curarte a ti mismo.

Lo que nos lleva a otra pregunta muy interesante:

¿Por qué es tan dura la abstinencia cuando dejamos algún tipo de adicción?

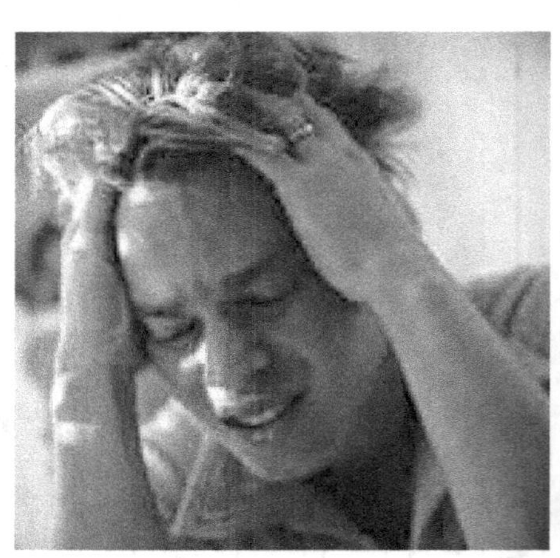

A un nivel fisiológico, todos los seres humanos dependemos de ciertos químicos para qué nuestro cerebro tenga un funcionamiento correcto, recordando también que nuestro cuerpo depende de éste mismo, las memorias que se pueden ir dando en nuestras células fisiológicamente hablando son muchas; por lo tanto, es importante un periodo de abstinencia para volvernos conscientes, de lo que ya no necesita nuestro cuerpo, para así irlo dejando de manera paulatina.

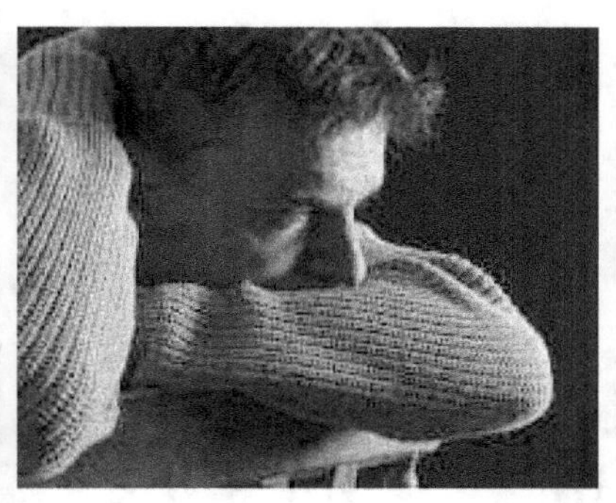

En mi experiencia cuando tome ansiolíticos y los quise dejar de un momento a otro, me puse peor, ya que no estaba consiente aún del "por qué" tenía que dejarlo, tuvo que pasar un año más para así darme cuenta que yo estaba juzgando como algo malo el tomar los ansiolíticos, entonces mi cerebro y mi mente se volvieron más dependientes del medicamento.

Hay una línea muy delgada entre tener que dejar una adicción a querer dejarla; ya que, si recordamos una vez más, que la persona adicta, no se ha sentido valorada, escuchada, merecedora, querida, etc. Entonces los esfuerzos que haga por querer dejar su adicción no servirán de nada. Para poder dar el primer paso se necesita de buena voluntad.

De igual manera quiero mencionar que dentro de los talleres que he dado acerca del Niño Interior, he podido reconocer y trabajar con una técnica llamada: Análisis Transaccional donde se encuentra el:

P= Padre {Perseguidor o salvador
A= Adulto {Equilibra
N= Niño {Libre o Rebelde

Es fundamental tener presentes estos 3 estados del Ser

Humano, para así darnos cuenta de cómo nos estamos comportando.

Algo que también quiero recomendar, es que cuando se está en un proceso de abstinencia, es que hay que beber mucha agua, ya que ésta genera a nivel fisiológico, que el perineo trabaje más, conectándonos con nuestras sensaciones liberando la ansiedad por completo. Este proceso nos permite estar más en tiempo presente. Algo que lo complementa es el hacer ejercicios de relajación como yoga o Pilates, también el tomar jugos de frutas y verduras.

¿Un ser humano puede ser adicto durante toda su vida?

Considero que las adicciones están a la orden del día, podemos ser adictos al control, a la manipulación, al dolor como ya lo he mencionado antes, a muchas otras cosas más; en las cuales ni siquiera nos damos por enterados. Sin embargo, cuando el ser humano acepta que tiene una personalidad imperfecta así como que puede tener otras adicciones; llega a convertirse en una persona que ya está consciente. Esto genera un cambio donde estas mismas adicciones son sus mejores aliadas. Es como lo que muchos maestros dicen acerca del monstruo imaginario que vive en nuestra mente, el mirar de frente a ese monstruo a través de nuestras adicciones, hará que podamos trascenderlas.

¿Cuáles han sido tus peores monstruos con los que has tenido que lidiar para superar tus adicciones?

Definitivamente ha sido el asumirme como homosexual; quisiera hacer mención que en realidad todas las adicciones que pudiéramos tener como alcohol, drogas, sexo, relaciones tóxicas, comedores compulsivos, etc. Proviene de una falta de aceptación de lo que verdaderamente somos, por eso es tan importante hacer ese inventario de manera 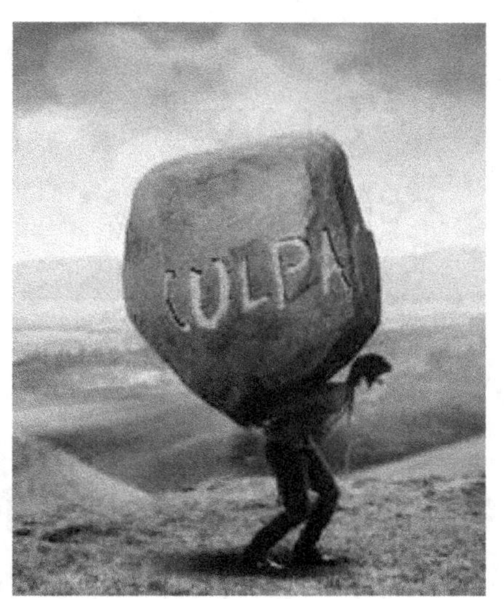
constante acerca de nosotros mismos, ya que somos como cebollas, tenemos que ir quitando poco a poco esas capas para asumir lo que verdaderamente somos.

En el fondo nos sentimos tan culpables y separados de la unidad; puede que nos percibamos como un pordiosero errante. La tarea consiste ahora en ir quitando todas esas capas que nos impiden vernos tal como somos y hacer todo lo contrario, que es empezar a dar amor incondicional. Para ello también es importante repetirnos a nosotros mismos lo que verdaderamente somos.

El hoponopono es una técnica de origen hawaiano dirigida a la resolución de problemas interpersonales, basada en la reconciliación y el perdón. Mediante esta técnica, podemos empezar a trabajar con esa falsa identidad. Nos puede ayudar a liberarnos del dolor que nos genera esas conductas adictivas, practicando el decirnos estas frases a nosotros mismos

Lo Siento
Perdón
Te amo
Gracias

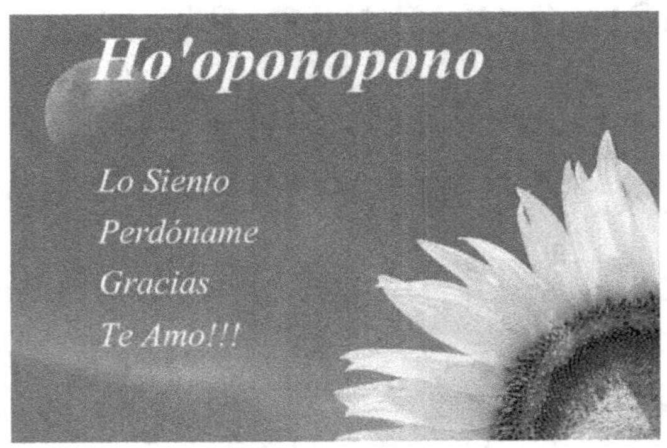

Estas frases las debemos repetir según se indica 108 veces. De esta manera podemos generar una limpieza de lo que nos ha estado lastimando para poder sanar.

Como pueden ver, queridos lectores podemos tener muchos tipos de adicciones a lo largo de nuestra vida. Es posible liberarnos de ellas, a través de un trabajo interior arduo desde el amor, que nos permita en primer lugar conocer nuestras heridas emocionales, para de esta forma estar en contacto con nosotros mismos para empezar a sanar. Este es un proceso que puede ser largo y donde puede haber avances y retrocesos, pero SÍ es posible liberarse de las adicciones.

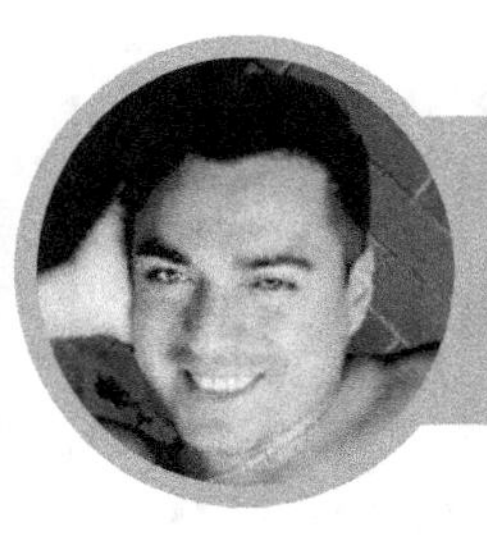
Miguel Ángel Jaramillo Cerón
INSTRUCTOR DE YOGA, TERAPEUTA HOLÍSTICO,
ACTOR Y ESTUDIANTE DE PSICOLOGÍA

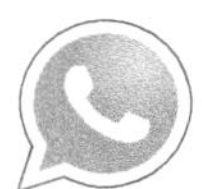 **55 1340 7213**

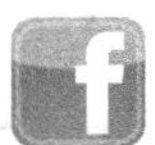 maj1481@hotmail.com

 Mikelejar

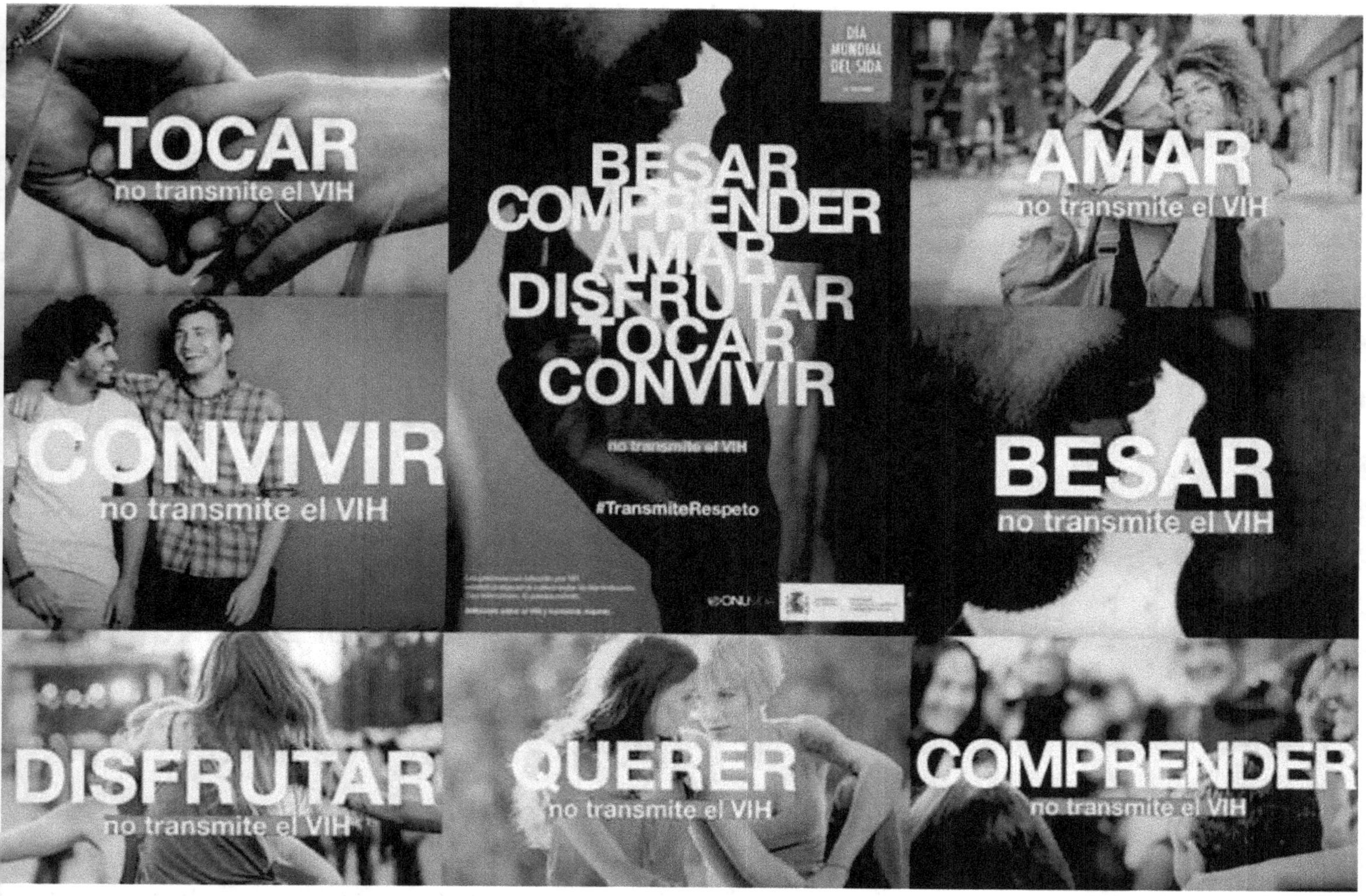

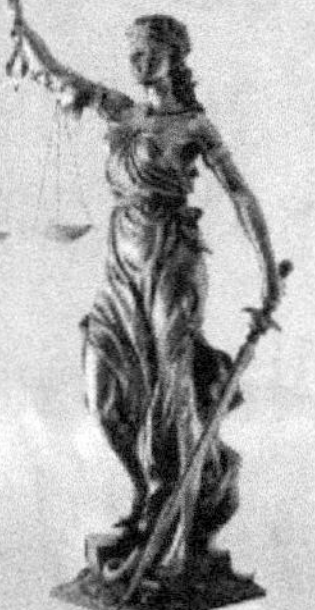

ASESORÍA JURIDICA

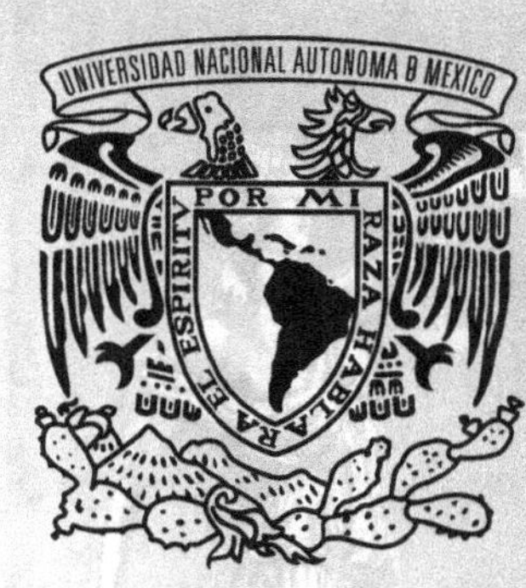

✓ **CIVIL**
✓ **FAMILIAR**
✓ **PENAL**

Lic. Víctor Manuel García Tapia

Informes: 📞 55 8183 4361

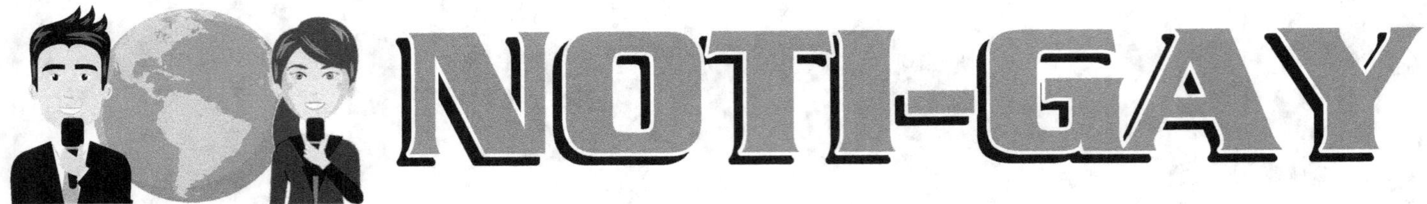

MARCHA LGBTTTIQ+ SE REALIZARÁ DE MANERA VIRTUAL POR COVID-19

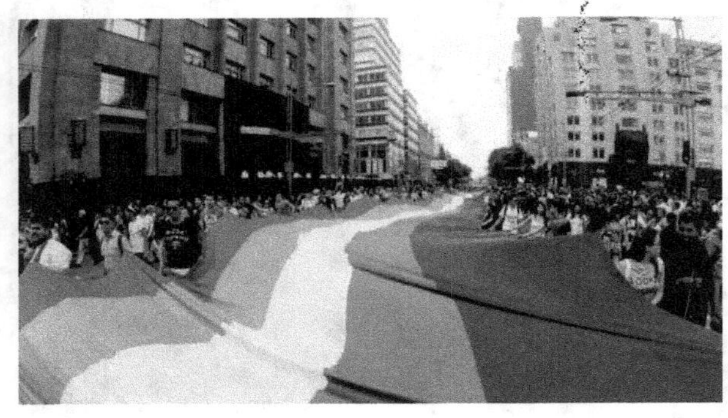

Bajo el lema "Frente al desamparo", la 43 marcha LGBT en la Ciudad de México se celebrará, por segundo año consecutivo, de manera virtual debido a la pandemia de COVID-19 que azota al país.

A través de un comunicado emitido por redes sociales, el Comité IncluyeT, encargado de la organización de la movilización por los derechos de la comunidad LGBT+, explicó que las condiciones de la pandemia en la capital del país no permitirán la realización del evento, pues lo mejor es cuidarse y no exponer la vida de nadie.

Es por ello que buscarán replicar lo realizado en 2020, en la edición 42, cuando se hizo la primer marcha virtual, en la cual participaron alrededor de 5 millones de personas en las diferentes actividades y en el marco de las exigencias por sus derechos.

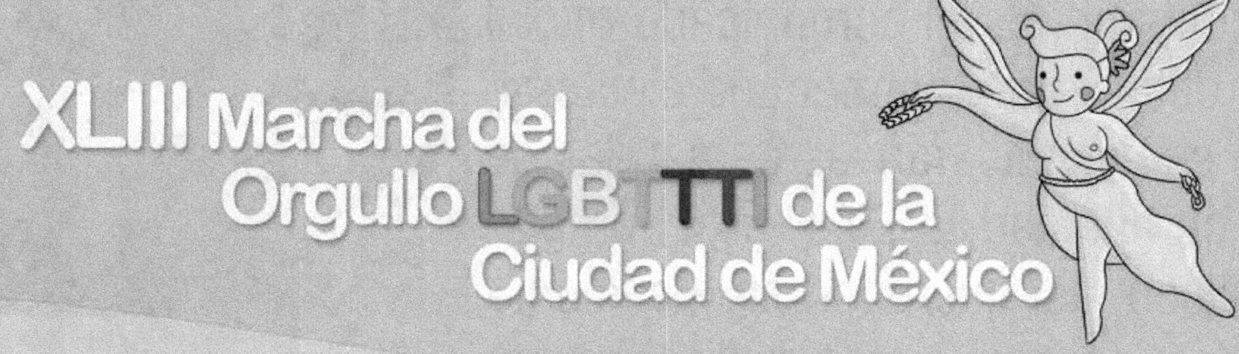

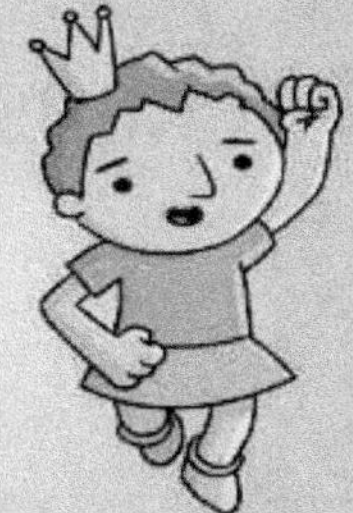

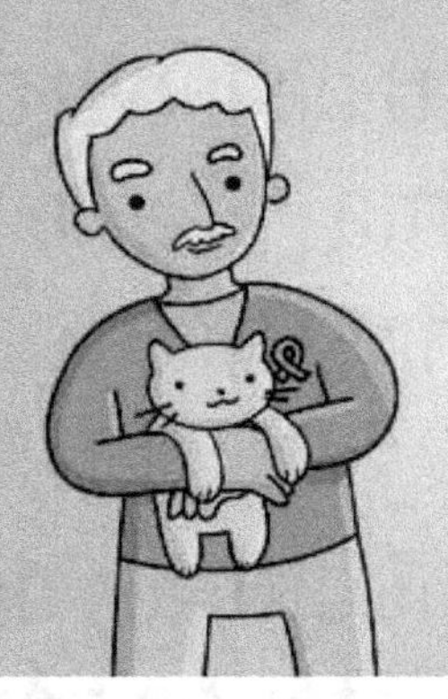

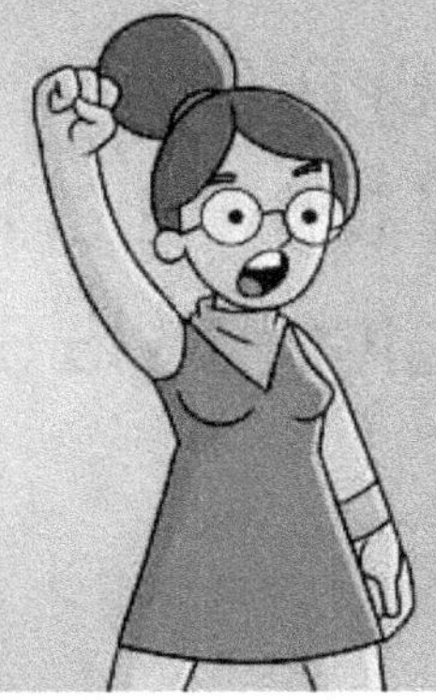

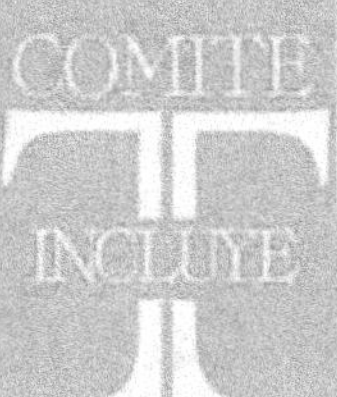

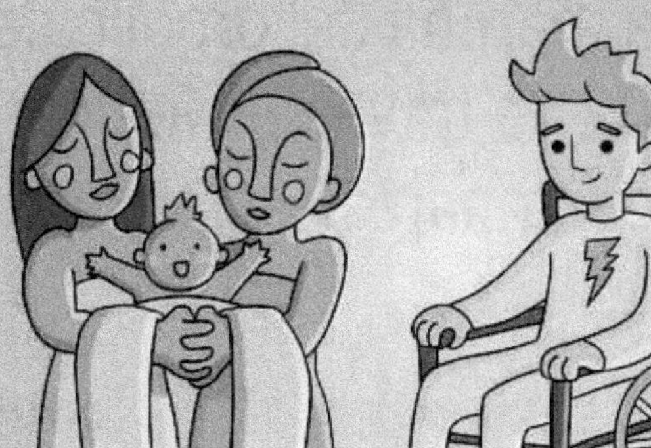

Manifestaron que para este 2021 hay dos demandas principales: "uno el alto a la violencia y a los crímenes de odio hacia las personas por su orientación sexual, identidad o expresión de género y dos el reconocimiento de las infancias Trans", por lo que en esta nueva manifestación digital buscarán alzar sus voces.

Asimismo, en el comunicado oficial se detalló que, por ser año electoral, no se descuidarán las demandas de la comunidad LGBT+ en el ámbito político, así que pondrán atención a todas las propuestas realizadas por 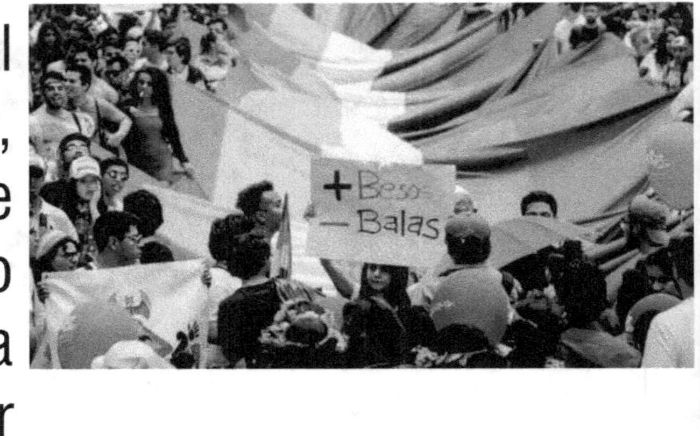 los candidatos de los diferentes partidos en materia de derechos para la diversidad sexual en el país.

"Son más de 500 puestos de elección popular, por lo que promoveremos el voto informado y consciente y además, señalaremos y buscaremos detener toda aquella propuesta política que vaya en contra de la igualdad de derechos y oportunidades para nuestras poblaciones", se lee en el boletín.

La marcha del orgullo se llevará a cabo el próximo 26 de junio de 2021 a través de los canales oficiales, y tendrá el lema "Frente al desamparo: Resistencia y unidad. Lo radical es la empatía".

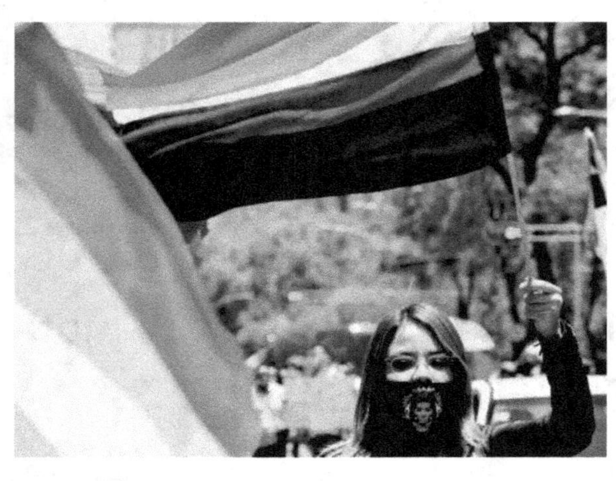 sí como la jornada electoral del próximo 6 de junio será histórica para la política, también podrá representar una gran oportunidad para que la comunidad LGBT+ gane terreno en este sector, pues varios son los

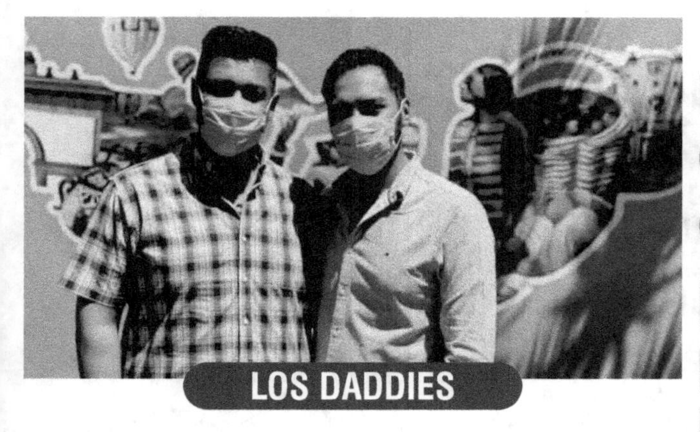

políticos gays, lesbianas y trans que buscarán un puesto en alguna diputación, gubernatura y presidencia municipal para proponer cambios efectivos que los beneficien.

Tal es el caso de "Los Daddies", primer matrimonio homosexual de Guanajuato que logra adoptar a un hijo en aquella entidad. Alan Alcantar y Daniel Vela competirán por la diputación del Distrito 3 de su entidad con el partido Movimiento Ciudadano.

Una de sus principales propuestas será procurar el matrimonio igualitario, para que no existan más las trabas burocráticas que sufrieron ellos a la hora de casarse y adoptar. También buscarán combatir el bullying y trabajar desde las colonias más pequeñas hasta las más grandes para conocer las problemáticas.

Junto con ellos competirán Juan Pablo Delgado, abogado abiertamente gay que contenderá por la presidencia municipal de León; y Rubí Araujo, quien buscará convertirse en la primera mujer transgénero en ser diputada de Guanajuato.

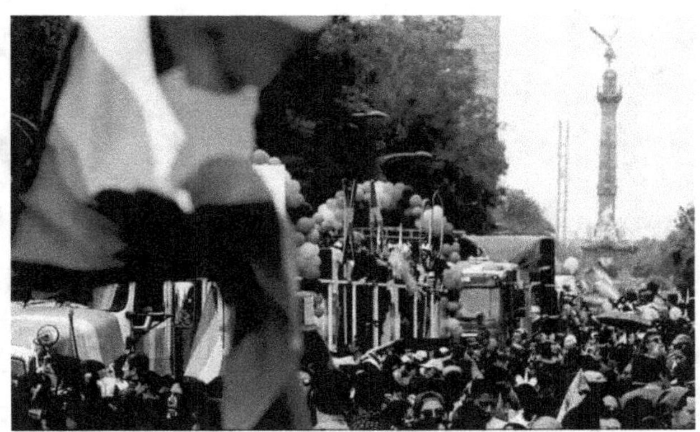

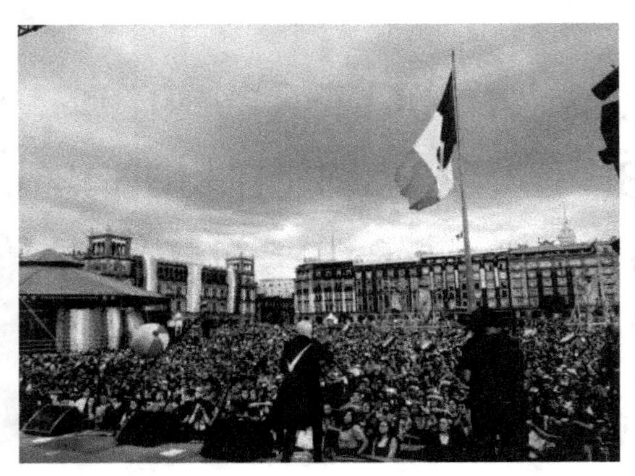

Otras instituciones políticas también han postulado a personas del colectivo LGBT para buscar alguna oportunidad en la política nacional. Tal es el caso de Redes Sociales Progresistas (RDS), partido que colocó a Fernanda Salomé Perera Trejo, una mujer transgénero, para obtener la gubernatura de Zacatecas. Y en este mismo estado, Raymundo Moreno, con el Partido de la Revolución Democrática (PRD) entrará en la pugna electoral por una diputación.

También Morena, el partido más fuerte hasta ahora en México, tendrá candidatos de la comunidad LGBT+. María Clemente García buscará ser diputada federal en la Ciudad de México; Tiago Ventura, en Sinaloa, competirá por el Distrito 17 de su estado; además está Carlos Casillas, quien luchará por el Distrito 1 del estado de Morelos.

POR PRIMERA VEZ EN LA HISTORIA DE MÉXICO PERSONAS LGBTTTIQ+ PODRÁN OBTENER CARGOS PUBLICOS, ASÍ COMO PERSONAS INDÍGENAS.

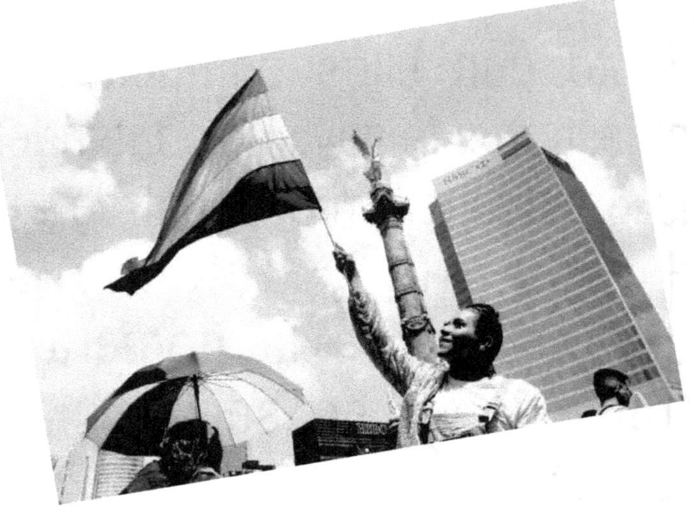

SON DISCRIMINADOS EN CUBA, PERO LA COMUNIDAD TRANS YA NO QUIERE CALLAR MÁS EN LA ISLA

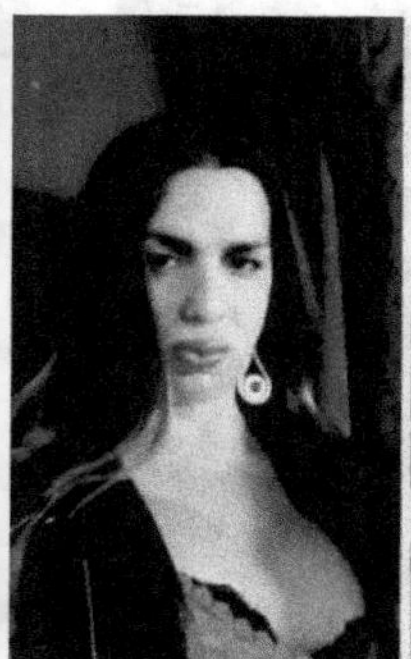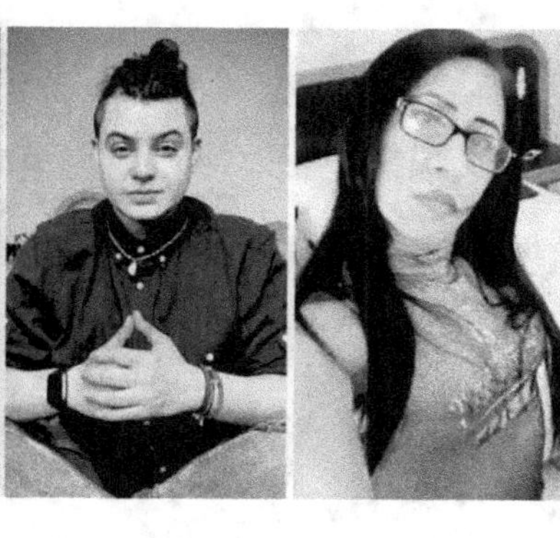

Activistas LGBTI (Lesbianas, Gais, Bisexuales y Transgénero) y simpatizantes con ese colectivo han impulsado este miércoles un tuitazo en Cuba para visibilizar la situación de discriminación en la que se encuentran los transexuales.

"Nada que celebrar", escribió en sus redes sociales la actriz, presentadora transformista y activista LGTBI, Kiriam Gutiérrez, una de las voces más respetadas e independientes de la comunidad en Cuba.

El mundo celebra el Día Internacional de la Visibilidad Transgénero este 31 de marzo.

"Las personas trans no estamos en el closet, estamos listos para luchar por nuestros derechos, por ser visibles. Nos niegan trabajo, educación, nos niegan servicios públicos y privados, nos niegan

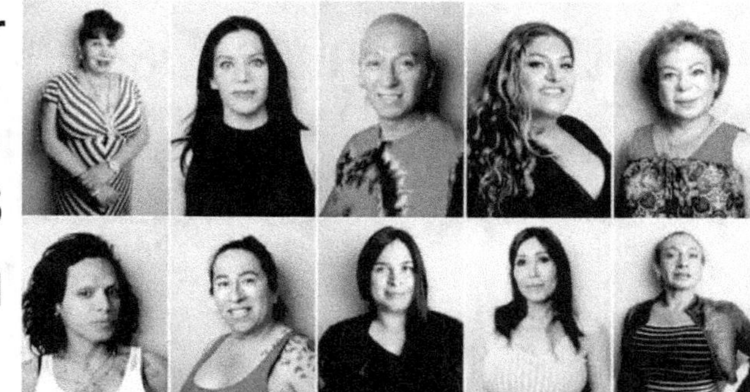

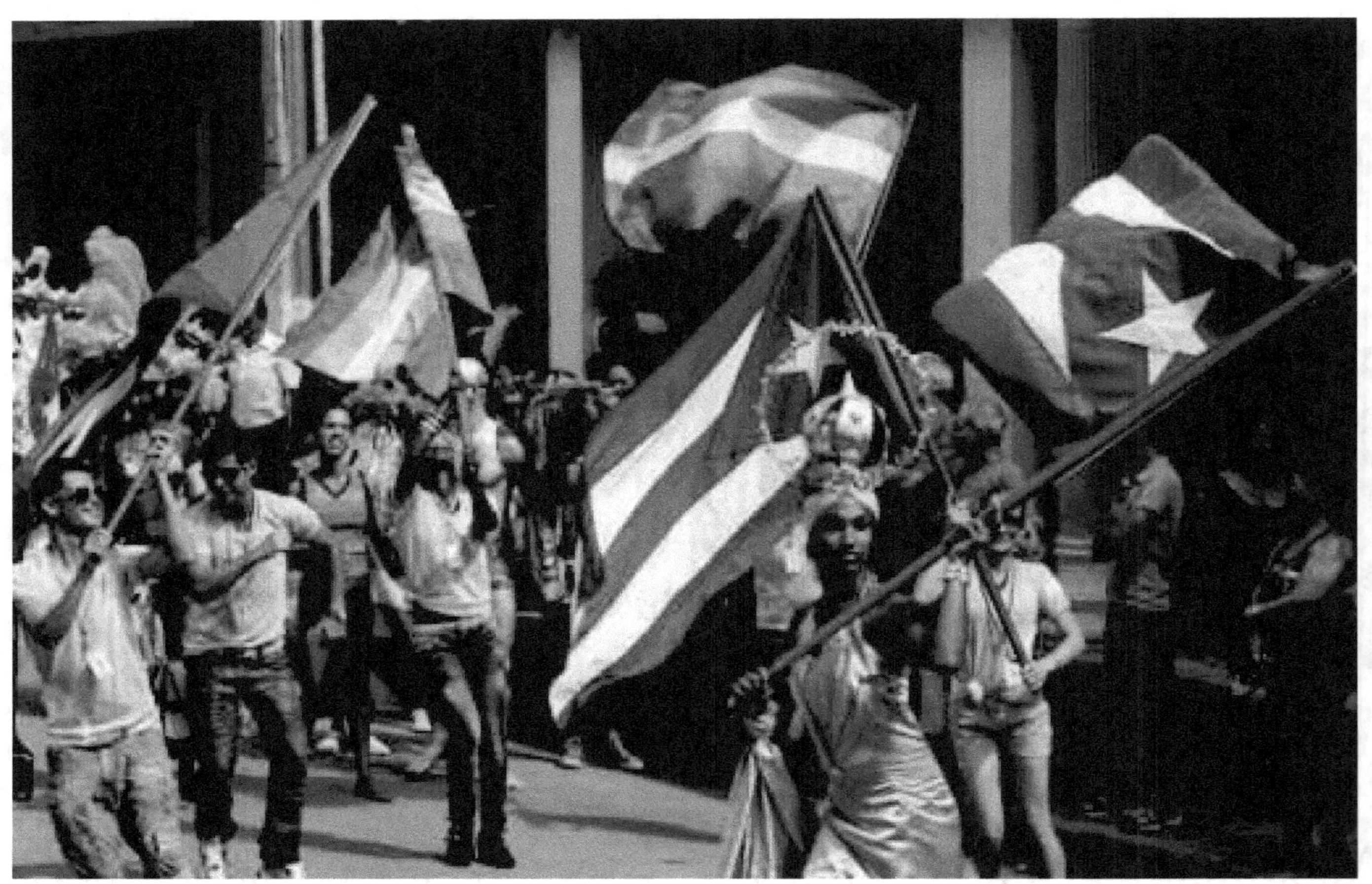

incluso alquileres, nos agreden en la vía pública, instituciones, en las redes con total impunidad" aseguró Gutiérrez en sus redes sociales donde tiene miles de seguidores.

"Este es un día para crear conciencia social y visibilizar las discriminaciones", agregó, e invitó a los cubanos a que reclamen derechos para el colectivo trans bajo la etiqueta:
#LeyDeIdentidadDeGéneroEnCuba
y #LeyDeIdentidadDeGéneroYa.

EN 2020 FUERON ASESINADAS 76 PERSONAS LGTBI EN COLOMBIA

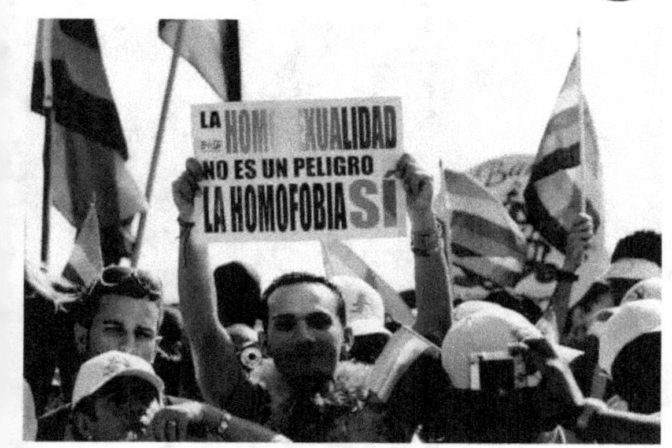

En el marco del Día Internacional de la Visibilidad Transgénero, la Defensoría del Pueblo reveló que se registraron 76 homicidios contra la población LGBTI durante el 2020 en Colombia.

Entre los crímenes que fueron documentados, se encuentran que 26 casos de mujeres transgénero, 14 hombres gay, ocho mujeres lesbianas, al igual que 27 casos en los que no se determina la orientación sexual ni la identidad de género de la víctima y un hombre transgénero defensor en el Quindío.

Esa entidad precisó que en los departamentos que hacen parte de la región Caribe, se han registrado la mayoría de los crímenes ocupando el primer lugar en el ranking nacional con 28 asesinatos, seguido de Antioquia con 15.

En el tercer lugar se ubica el Valle del Cauca con 8 homicidios, 7 en el Eje Cafetero, 5 en Bogotá, 2 en Cauca, Huila, Putumayo, Santander y 1 en Amazonas.

"Las personas transgénero son víctimas de violencias, agresiones, exclusión e indiferencia. La Defensoría del Pueblo realiza acciones de fortalecimiento a personas transgénero y promoción de derechos con la ciudadanía, para prevenir la violencia por prejuicio hacia sus cuerpos e identidades".

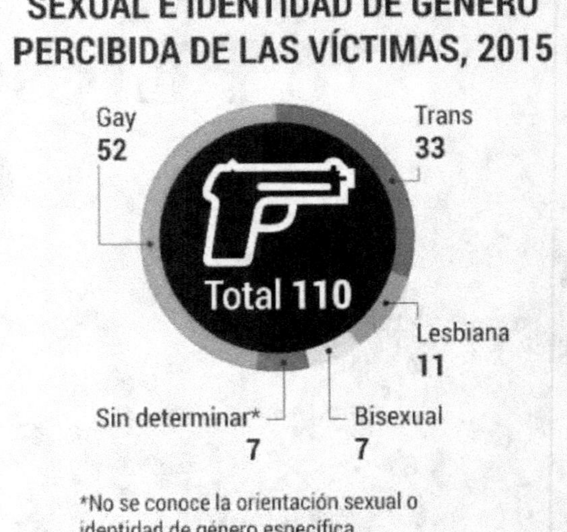

Cabe recordar que el 24 de septiembre de 2020 en la vereda Guatemala del municipio de Miranda (norte del Cauca), se registró el homicidio de Juliana Giraldo de 35 años.

El hecho causó consternación puesto que se registró en medio de un retén militar, cuando un uniformado disparó contra el vehículo en el que se movilizaba junto a su pareja sentimental Francisco Larrañaga, además de otra persona.

La víctima recibió un disparo en la cabeza que le produjo la muerte instantáneamente. Tras seis meses de estos hechos, no se ha avanzado significativamente en la investigación.

Entre tanto, la Sala Disciplinaria del Consejo Superior de la Judicatura decidió que sea la justicia ordinaria y no la militar la que adelante ese proceso.

VATICANO IMPIDE A LA IGLESIA CATÓLICA BENDECIR LAS UNIONES DEL MISMO SEXO

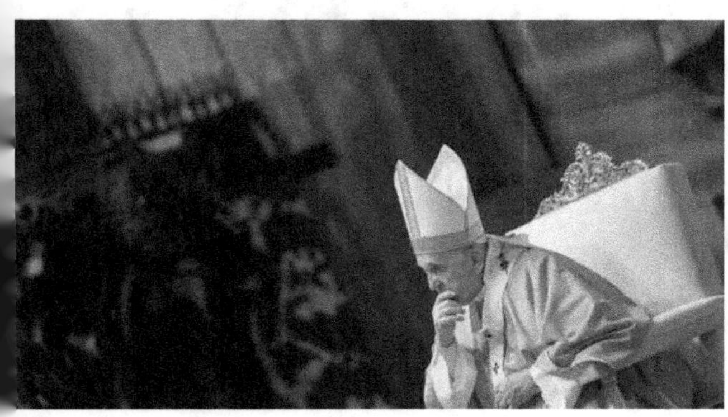

FUENTE: FRANCE24.COM

La Congregación para la Doctrina de la Fe, un órgano colegiado cuya función es la de custodiar la doctrina católica en la Iglesia, se pronunció respecto a la consulta de si los sacerdotes podían bendecir la unión de parejas homosexuales. El papa Francisco, que ha respaldado la protección civil de las parejas del mismo sexo, se mostró conforme con la decisión.

La reacción del organismo se produce luego de las dudas en algunos ambientes eclesiásticos sobre el poder de la Iglesia para bendecir las uniones entre personas del mismo sexo luego de que en países como Estados Unidos y Alemania diversas parroquias y ministros de la Iglesia católica dieran su bendición a ese tipo de uniones.

Según la Congregación para la Doctrina de la Fe, el matrimonio es visto como "un sagrado sacramento" y "corresponde a la unión entre un hombre y una mujer como parte del plan de Dios para la creación de vida".

"No es lícito impartir una bendición a relaciones, o a parejas incluso estables, que implican una praxis sexual fuera del matrimonio (es

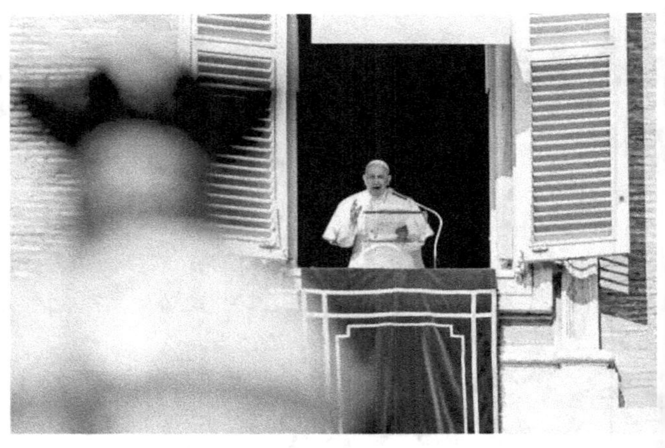

decir, fuera de la unión indisoluble de un hombre y una mujer abierta, por sí misma, a la transmisión de la vida), como es el caso de las uniones entre personas del mismo sexo", se lee en parte de la resolución.

La respuesta, presentada en una declaración de dos páginas y traducida en siete idiomas, refleja que "la comunidad cristiana y sus pastores deben acoger con respeto y sensibilidad a las personas con inclinaciones homosexuales".

Un texto de la Santa Sede señala que el papa Francisco ha sido informado y dio "su asentimiento" a la respuesta y la nota explicativa que la acompaña.

Desilusión en la comunidad de católicos homosexuales

La respuesta se presenta como un golpe para las esperanzas de los católicos homosexuales que consideran al papa Francisco más abierto y progresista.

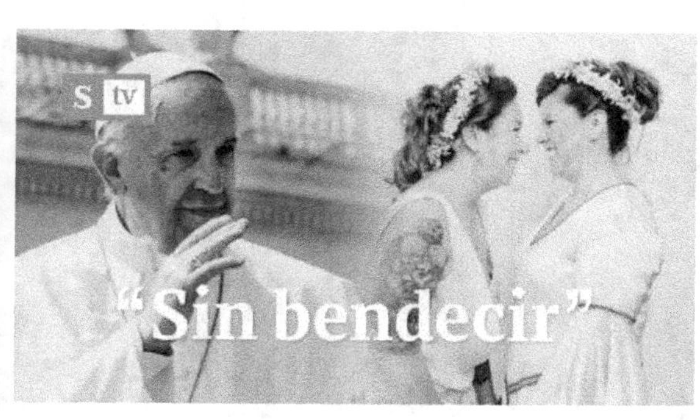

Desde que fue elegido máximo jerarca de la Iglesia católica, en marzo de 2013, Francisco se ha mostrado más inclusivo hacia las personas de la comunidad LGBT en sus declaraciones. Ese mismo año hizo notoria la frase: "¿Quién soy yo para juzgar?", al ser consultado por los sacerdotes homosexuales.

En 2019 se hicieron públicas declaraciones emitidas por Francisco en un documental en las que apoyaba la protección civil para las parejas homosexuales, pero lejos de la Iglesia católica. No obstante, el papa ha dejado clara su negativa al matrimonio entre personas del mismo sexo.

La respuesta emitida por la Santa Sede el 15 de marzo fue recibida con desánimo por defensores del catolicismo dentro de la comunidad LGBT. Francis DeBernardo, director ejecutivo de New Ways Ministry (una institución que aboga por la mayor aceptación de los homosexuales en la iglesia), afirma que la posición del Vaticano podría ser ignorada, incluso por algunos clérigos católicos.

"Los católicos reconocen la santidad del amor entre parejas comprometidas del mismo sexo y reconocen este amor como divinamente inspirado y divinamente apoyado y, por lo tanto, cumple con el estándar para ser bendecido", dijo en un comunicado.

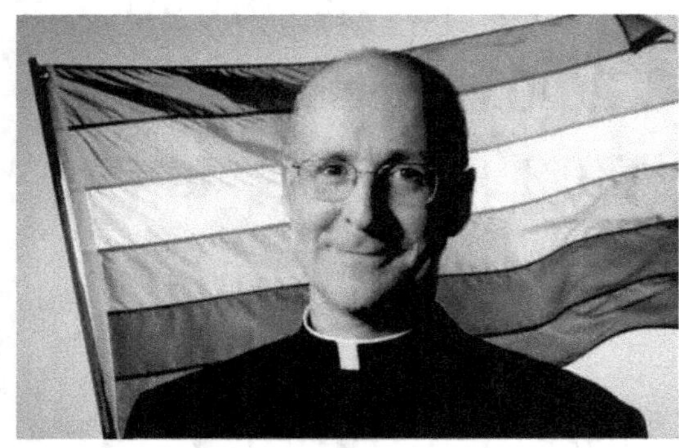

James Martin, un reverendo jesuita y defensor de la construcción de puentes con la comunidad LGBT, refirió que la nota del Vaticano parecía responder a las presiones dentro de la iglesia alemana, previo a una asamblea consultiva para considerar bendiciones de la Iglesia a las parejas del mismo sexo.

"Parece ser la respuesta del Vaticano a algunos obispos alemanes que habían mencionado esta posibilidad, en el período previo al sínodo de su país, como una forma de llegar a las personas LGBTQ", dijo Martin en un correo electrónico, citado por la agencia de noticias AP.

La Iglesia católica alemana, particularmente, ha estado a la vanguardia en diversos debates como el celibato, la anticoncepción y el alcance de la Iglesia a los católicos homosexuales.

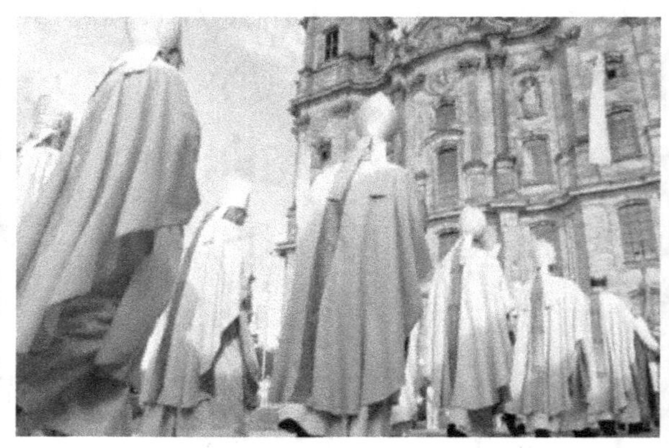

En un comunicado, Georg Bätzing, jefe de la conferencia de

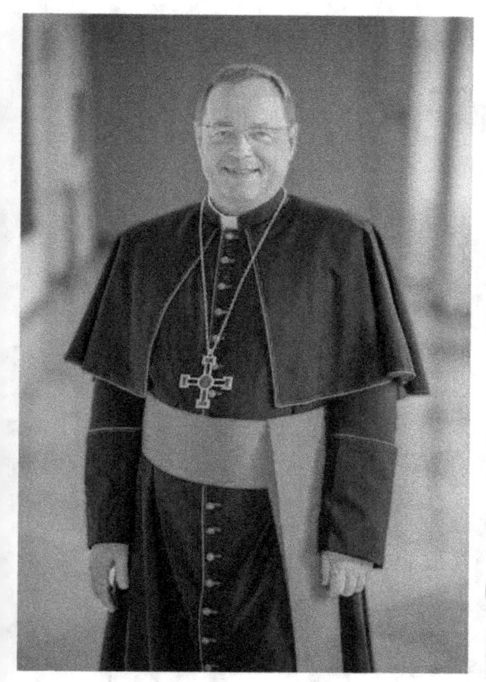

obispos alemanes, dijo que el nuevo documento se incorporaría a la discusión que se libra en el país, pero sugirió que el caso no estaba cerrado de ninguna manera.

"No hay respuestas fáciles para preguntas como estas (…) La Iglesia alemana no sólo está mirando la enseñanza moral de la Iglesia, sino el desarrollo de la doctrina y la realidad actual de los católicos de hoy", dijo.

¿Cómo ven queridos lectores? Esto es un tema que parece complicado, o más bien ellos se lo complican solos.

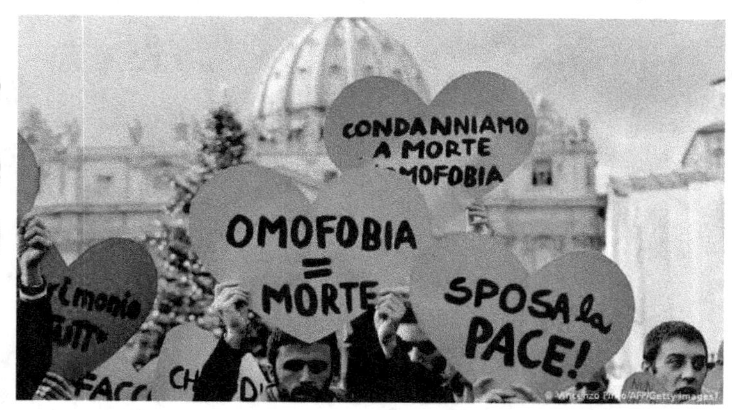

¿Ustedes qué opinan?

¿Necesitamos la bendición de la Iglesia Cristiana? ¿Tenemos que luchar para que ellos nos acepten?

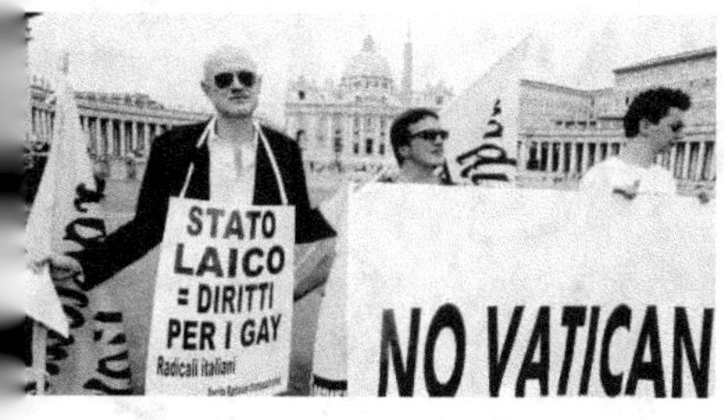

Por favor escriban a nuestro correo electrónico: mundogay.revista@gmail.com nos interesa saber su opinión.

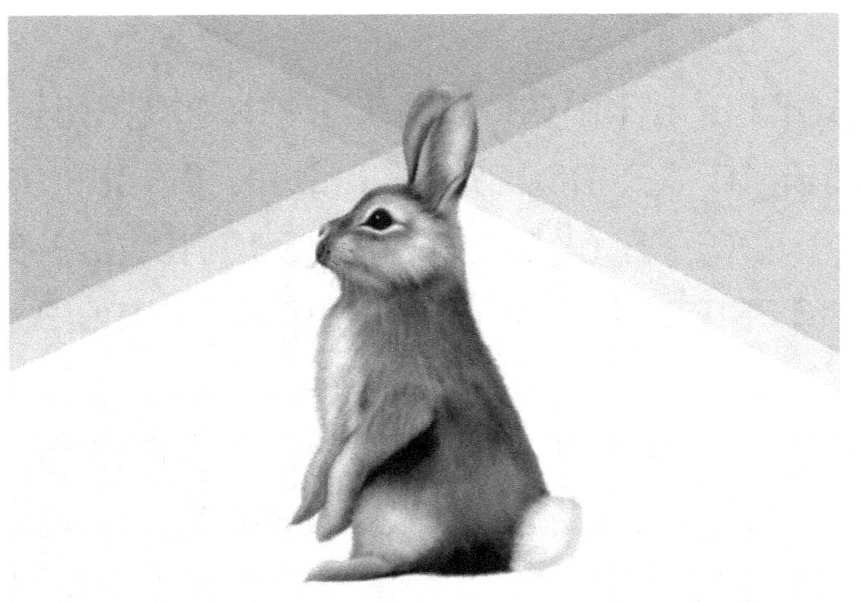

CONEJO EN CANAL, EN MIXIOTE, A LA NARANJA, EN ALMENDRADO, CON MOLE VERDE Y ROJO, EN PASILLA.

PEDIDOS:
55 1294 8227
Y 55 7525 2695

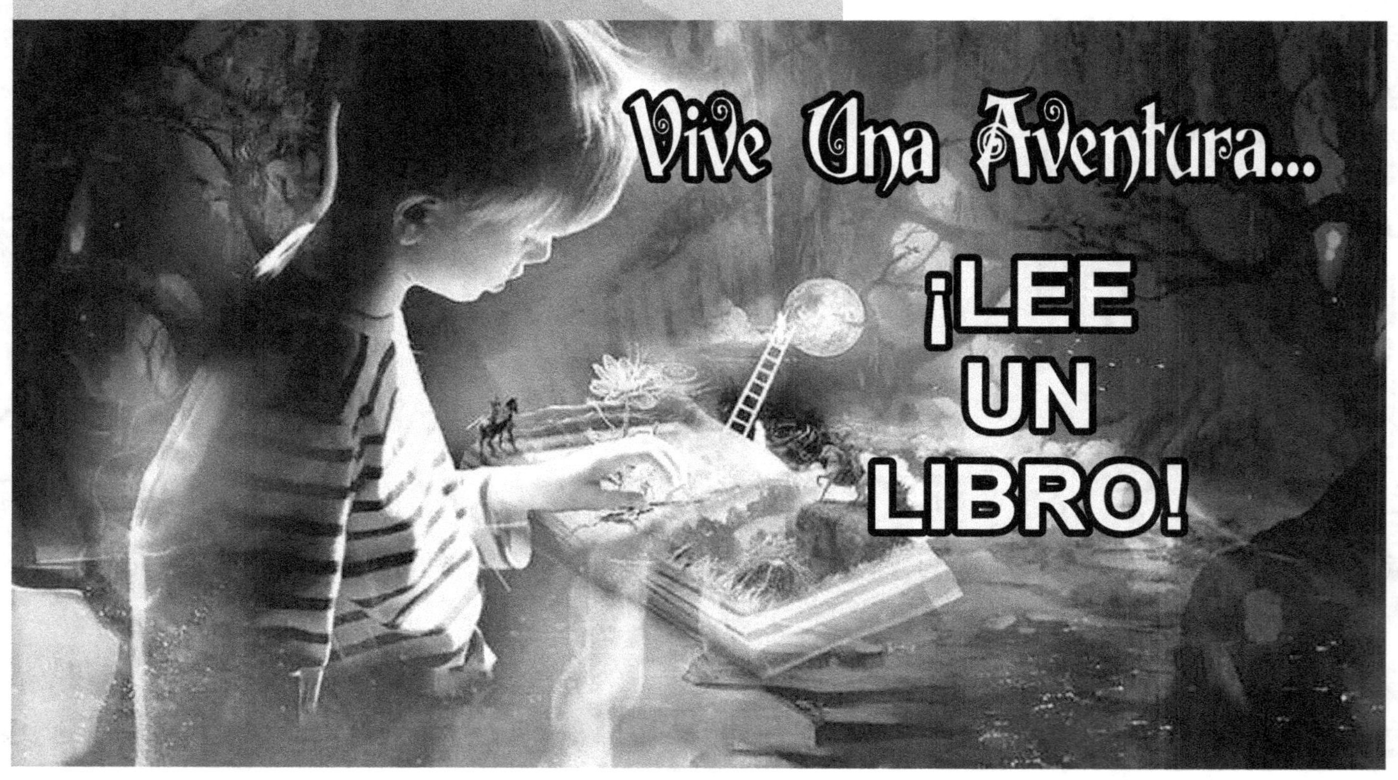

MUNDO GAY
CONCURSO DE

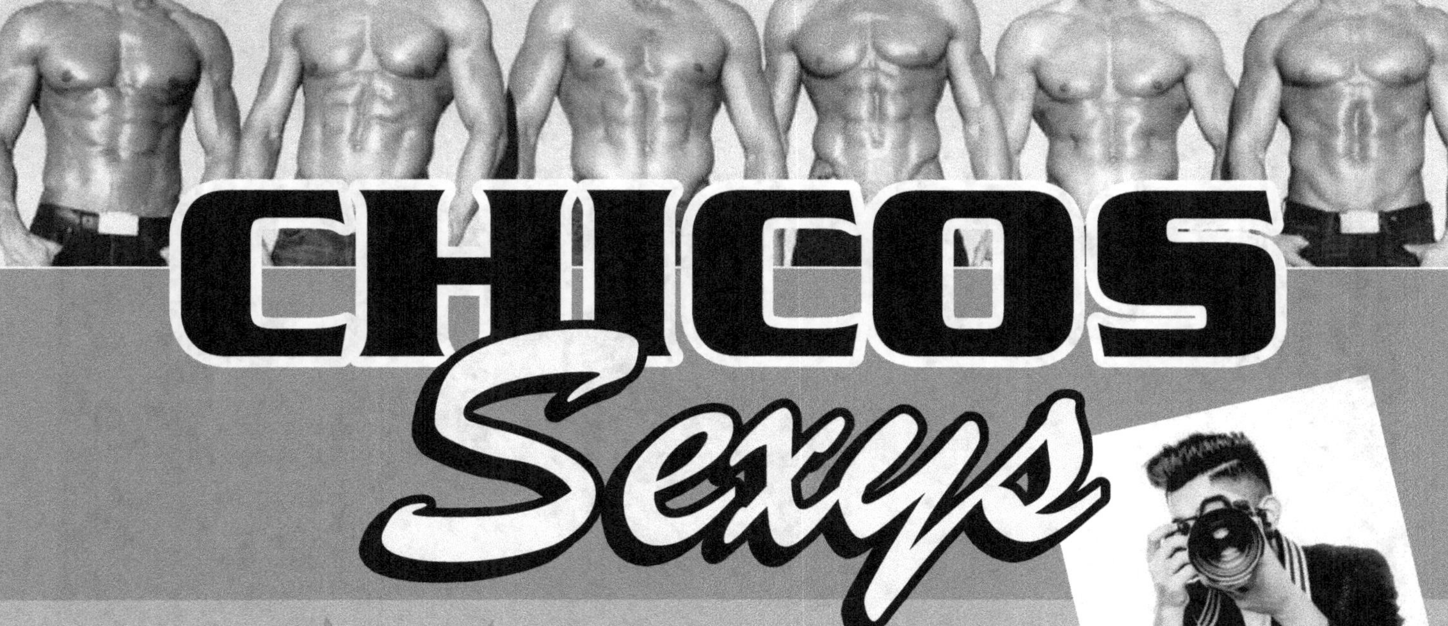

CHICOS
Sexys

GRACIAS POR
TU PARTICIPACIÓN

SERÁN PORTADAS
LAS 4 FOTOS
FINALISTAS

¡¡ MANTÉNTE ALERTA !!

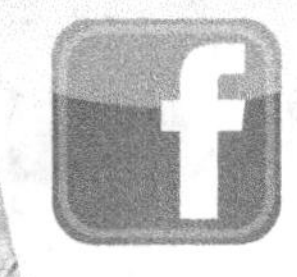
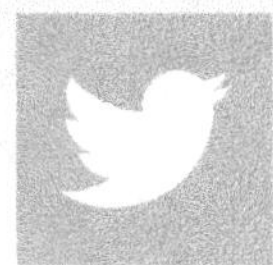

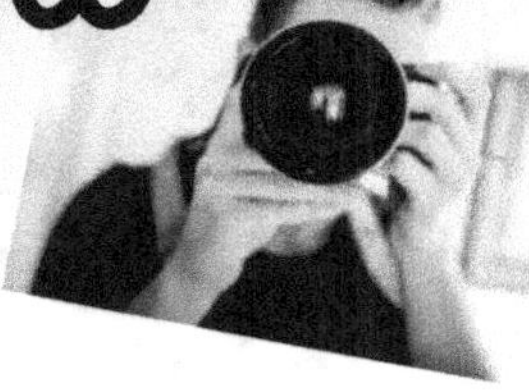

BÚSCANOS COMO REVISTA MUNDO GAY

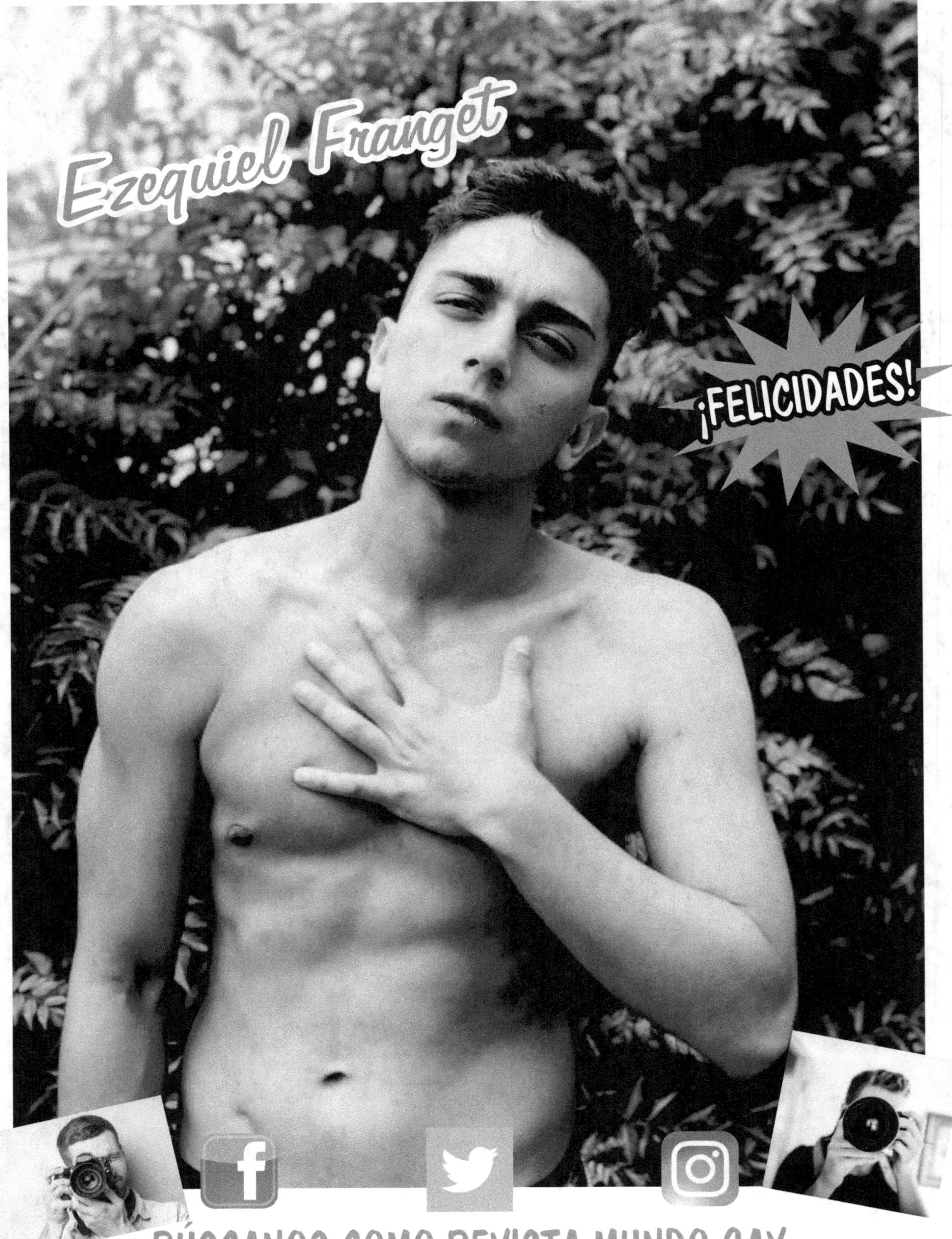

Ezequiel Franget
¡FELICIDADES!
BÚSCANOS COMO REVISTA MUNDO GAY

Orestes Villanueva
¡FELICIDADES!
BÚSCANOS COMO REVISTA MUNDO GAY

¡FELICIDADES!
Ismael Salinas Cabrera
BÚSCANOS COMO REVISTA MUNDO GAY

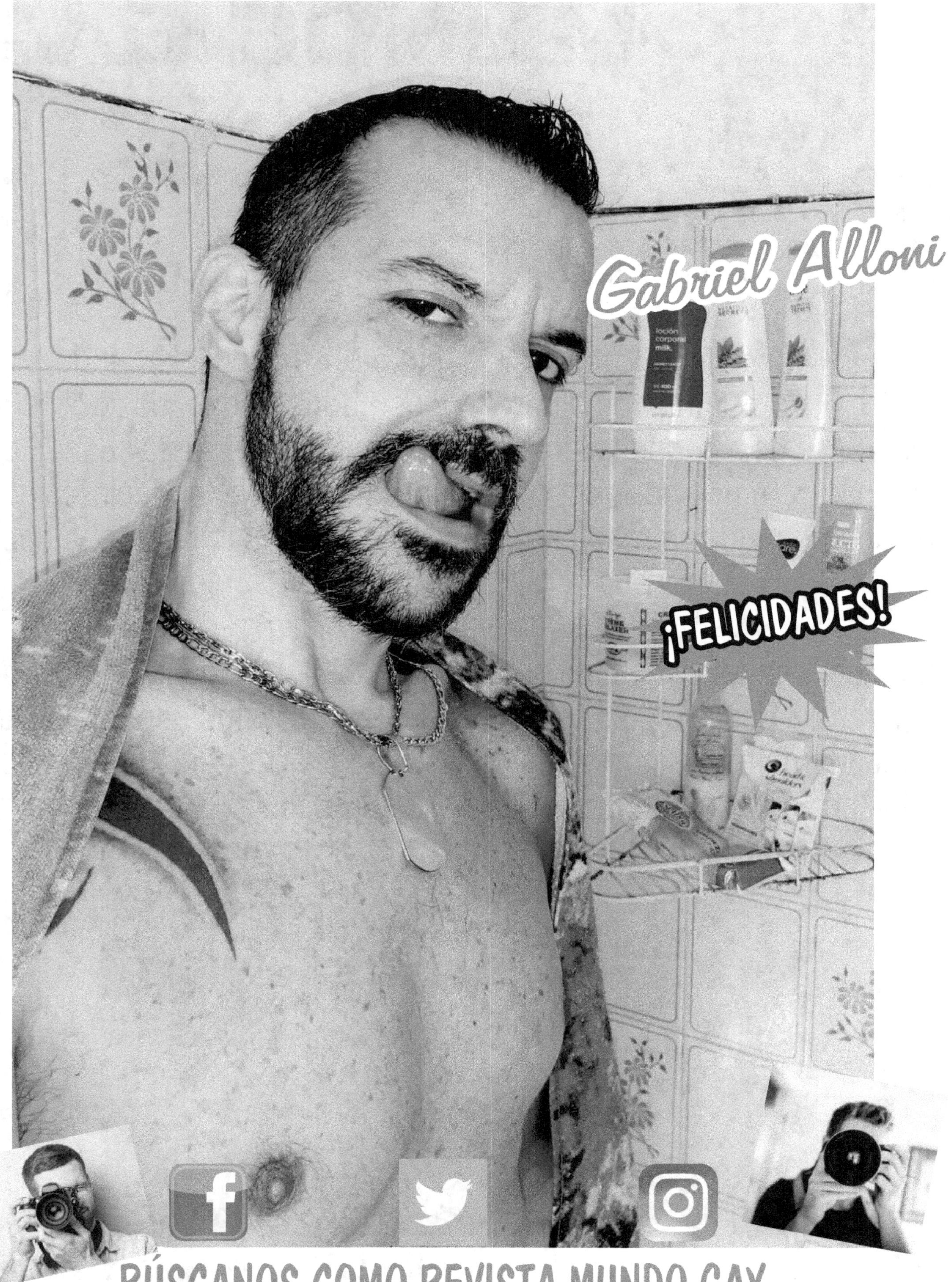

Gabriel Alloni
loción corporal milk.
¡FELICIDADES!
BÚSCANOS COMO REVISTA MUNDO GAY

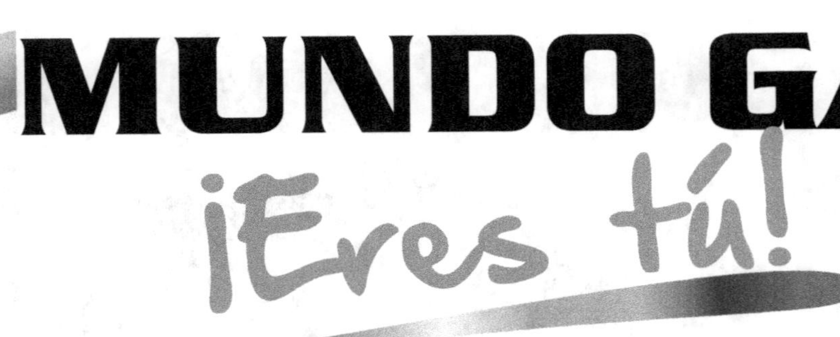

¡Hola holaaaaaa!

¿Cómo están mis amig@s de todo el mundo? Les mando un saludo a todas, todos, todes, desde México para todos hasta donde estén. No saben cómo nos gusta cuando nos escriben y nos aportan porque como siempre lo decimos y lo recalcamos todavía más en esta sección. ¡Nuestra revista la haces tú!

Así que una vez más publicamos sus aportaciones. ¿Y tú qué esperas? ¿Tienes algo que decirle al mundo? ¿Algo qué compartir? Manda también tu aportación mundogay.revista@gmail.com y será publicada en esta sección. **¡APROVECHEN QUE ES GRATIS!**

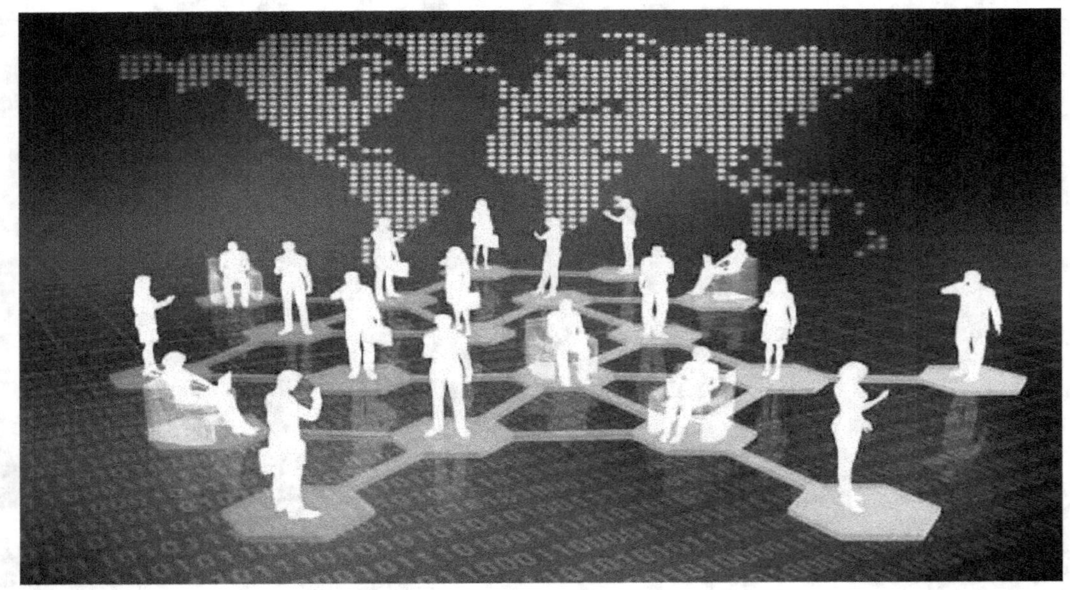

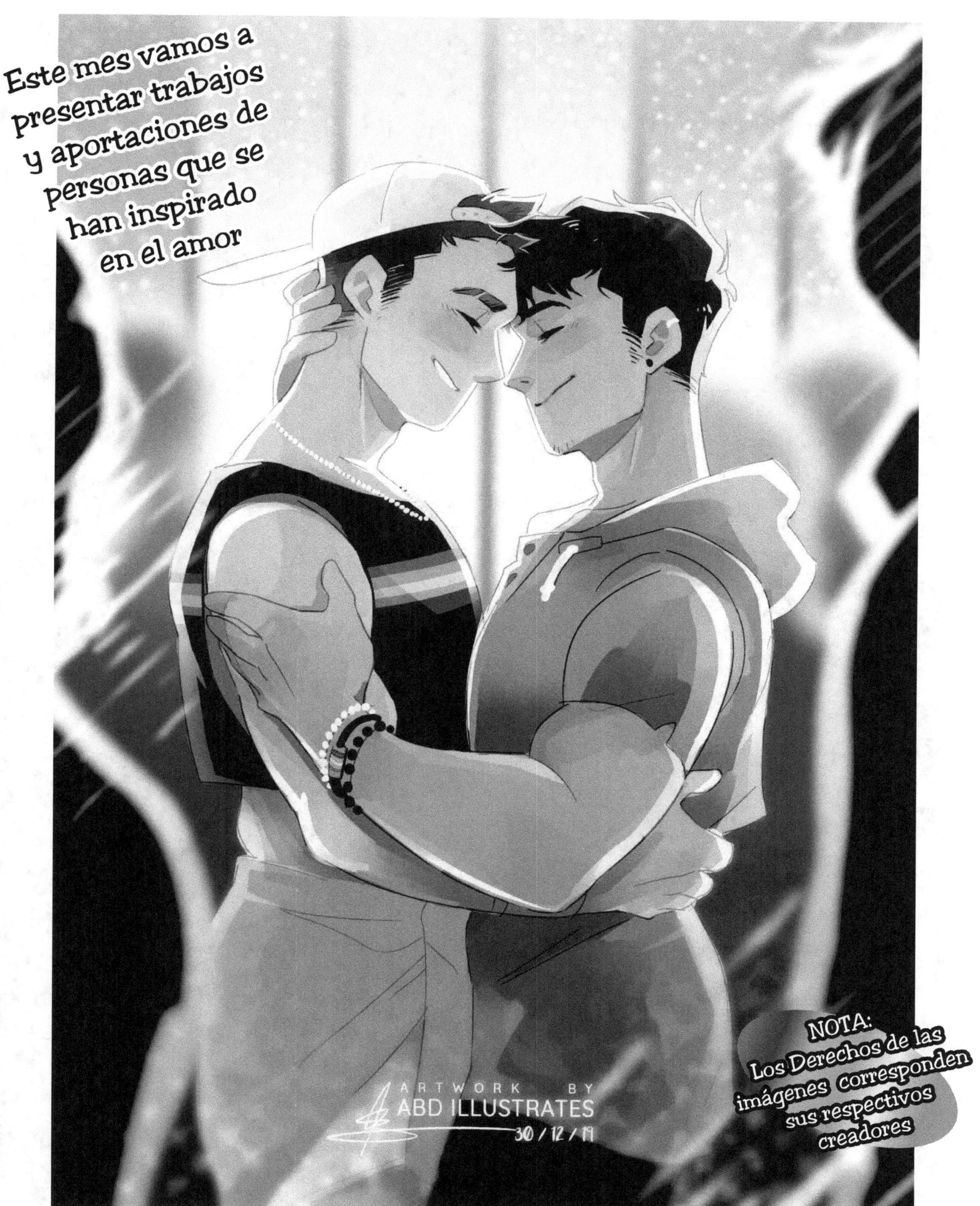

Este mes vamos a presentar trabajos y aportaciones de personas que se han inspirado en el amor

ARTWORK BY
ABD ILLUSTRATES
30 / 12 / 19

NOTA:
Los Derechos de las imágenes corresponden sus respectivos creadores

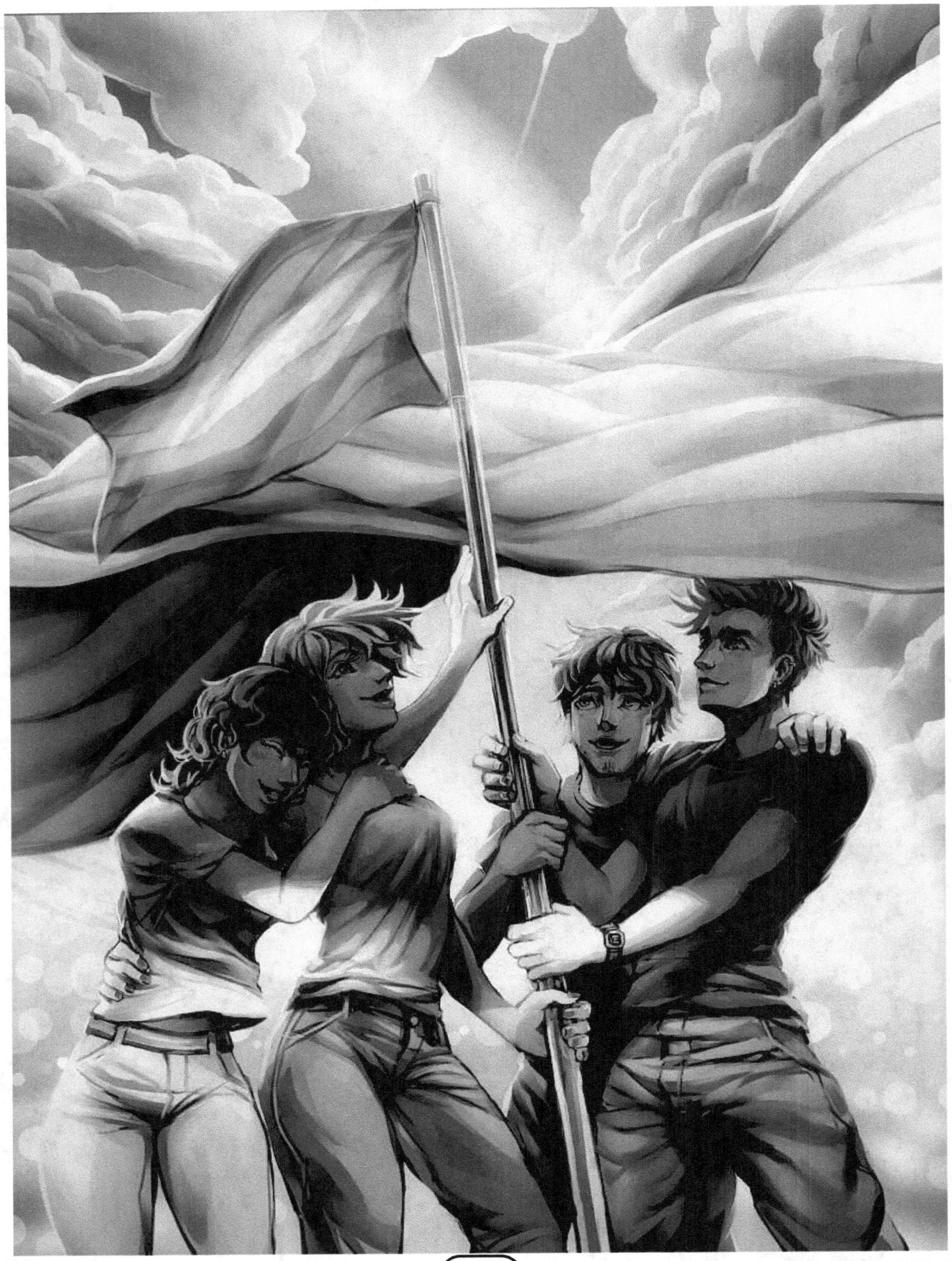

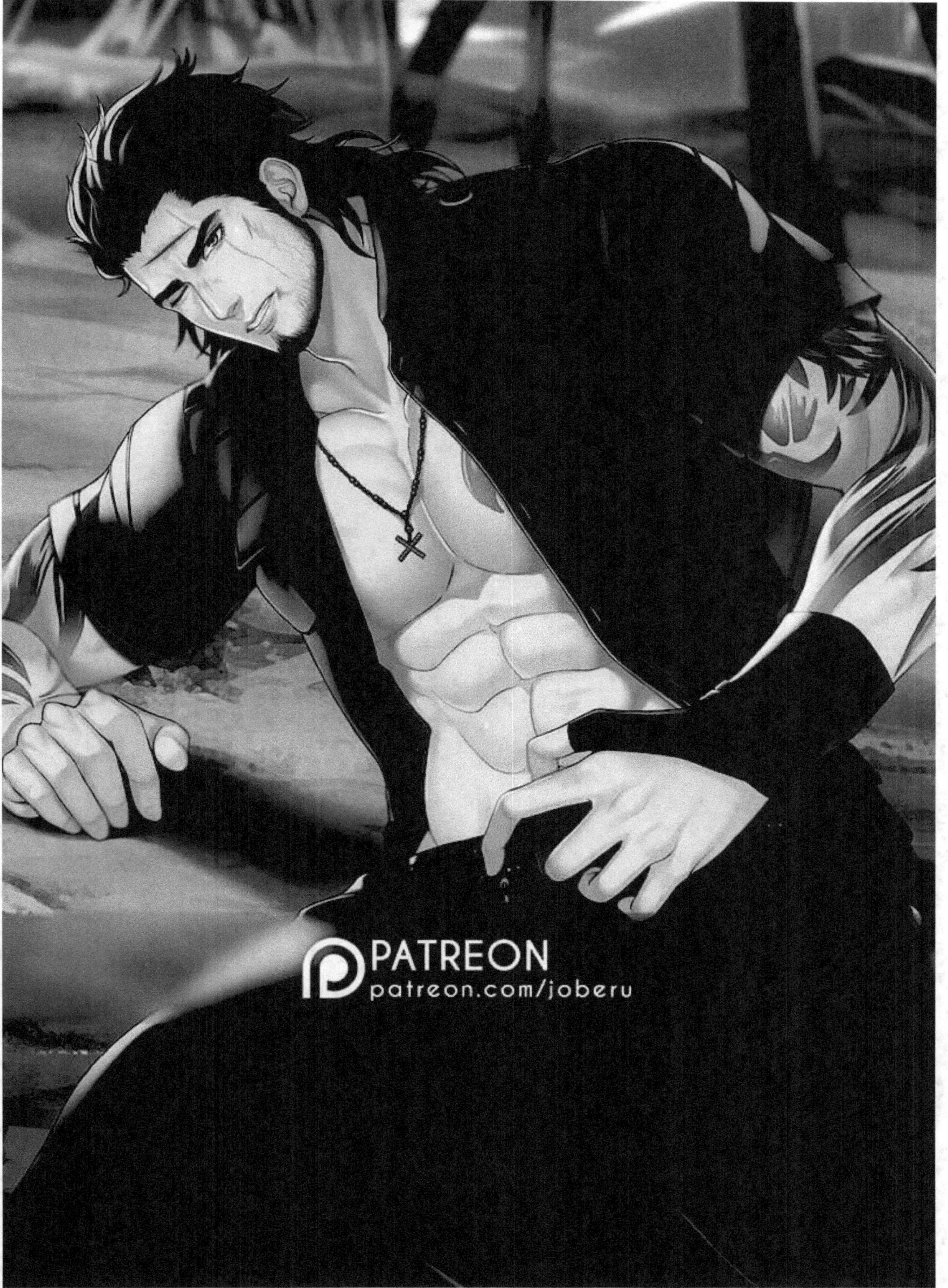
PATREON
patreon.com/joberu

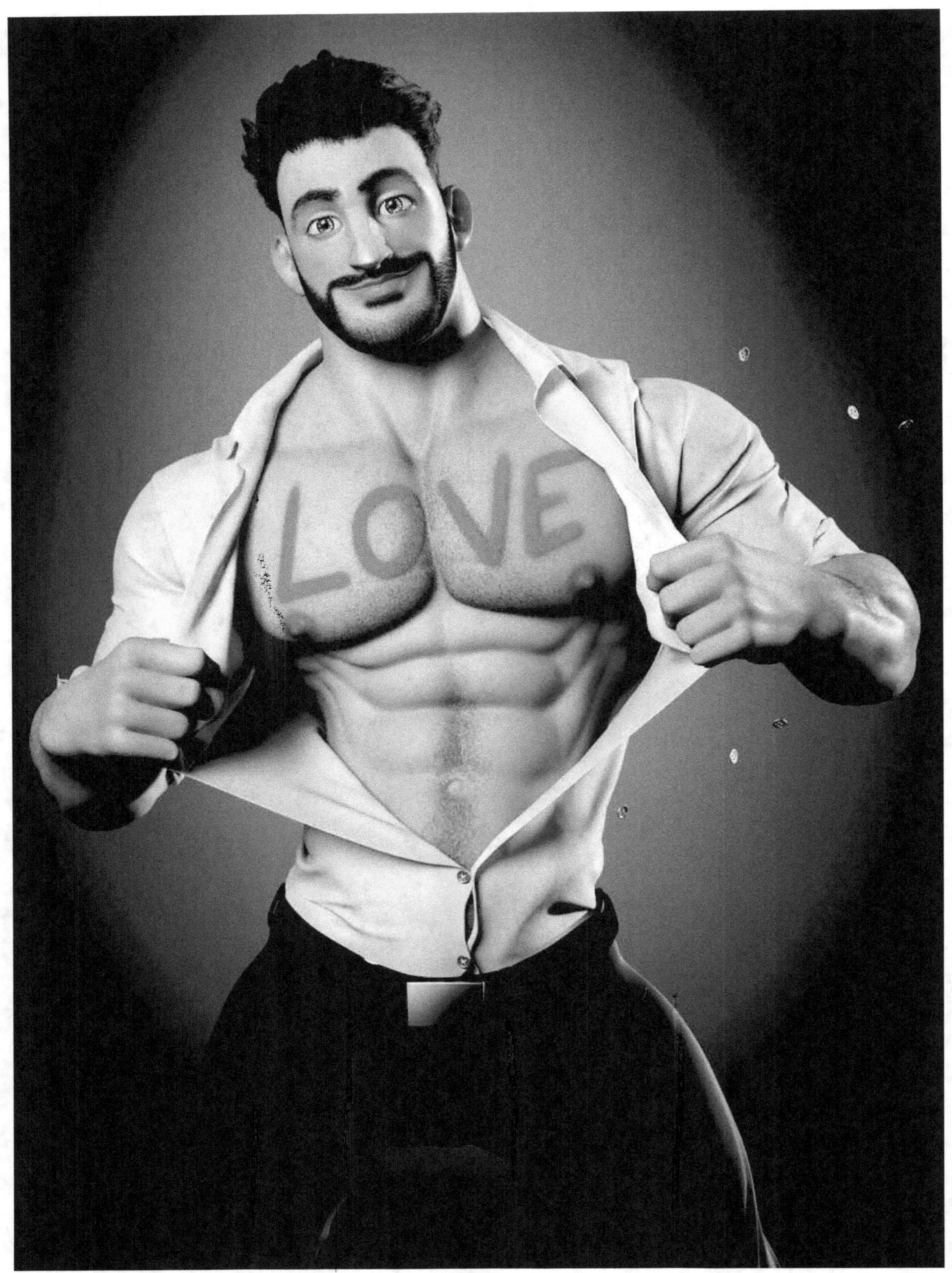

LOVE

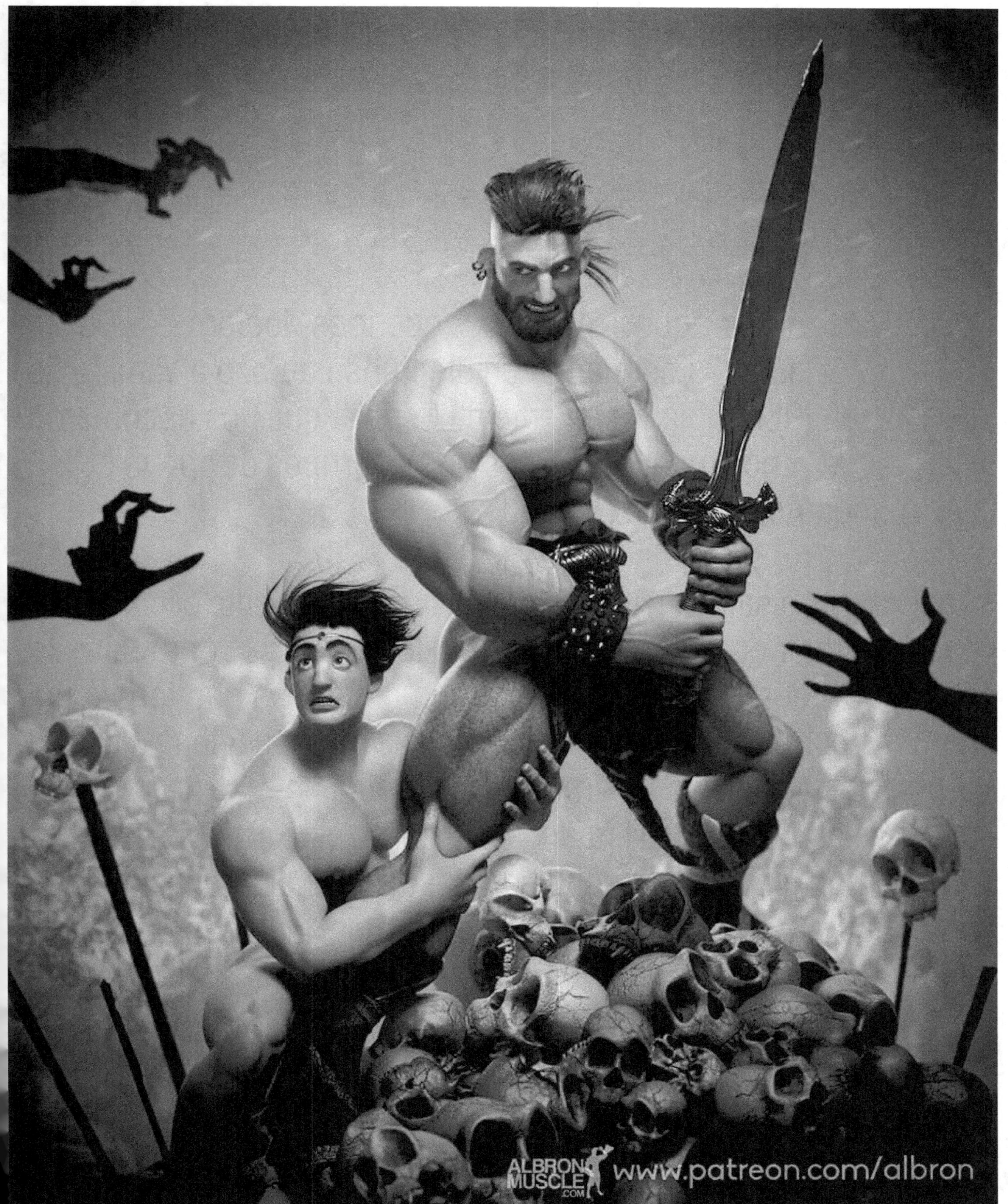

ALBRON MUSCLE.COM
www.patreon.com/albron

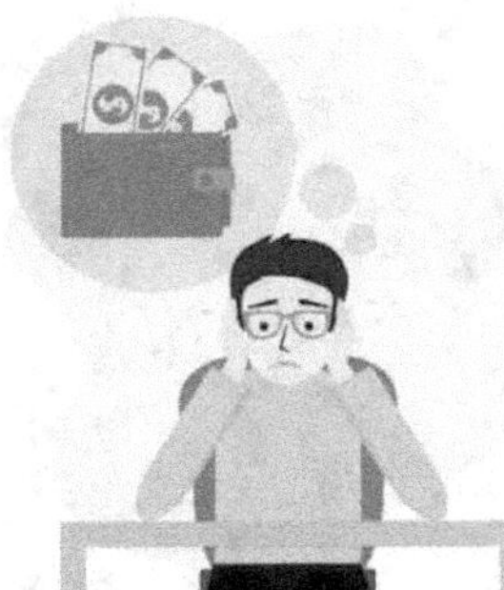

¿PROBLEMAS DE DINERO?

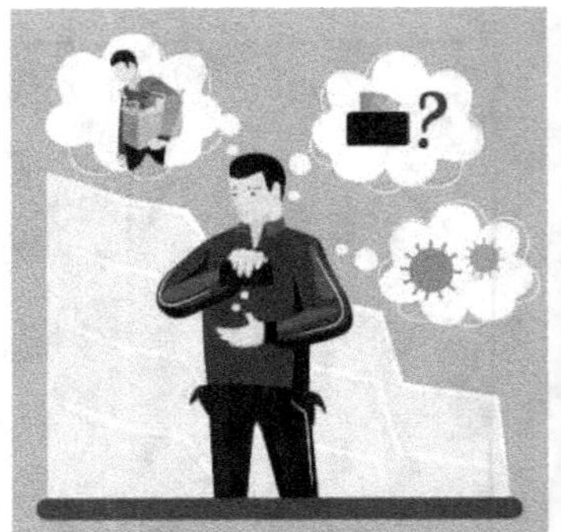

Hola a todos nuestros queridos lectores. ¿Cómo están? Les mando un afectuoso abrazo a Yahaira de Colombia y a Valente de España que nos escribieron y nos mandaron fotos de sus grupos de apoyo LGBT. Les mandamos un abrazo a todos.

Aquí vamos a salir con una pregunta que es bastante cliché y que para muchos es como un sueño inalcanzable: ¿Cómo salir de pobre? ¿O cómo ser Rico? Éstas son preguntas que todos nos hemos hecho en algún momento, ya sea por consciencia propia o porque se las escuchamos decir a alguien en una película, telenovela, programa de radio, etc. Aquí en este artículo vamos a darles muchos tips para que en nuestra vida diaria dejemos de preocuparnos por no tener dinero, porque tenemos deudas o porque nunca nos alcanza el dinero para todas las cosas que tenemos que pagar.

Cabe mencionar que no es lo que todo mundo quiere que son: SOLUCIONES

MÁGICAS SIN HACER NADA. Lo que siempre te prometen los productos milagrosos de la tele, pero que rara vez se cumplen. También es importante aclarar que con esto no vamos a solucionar los 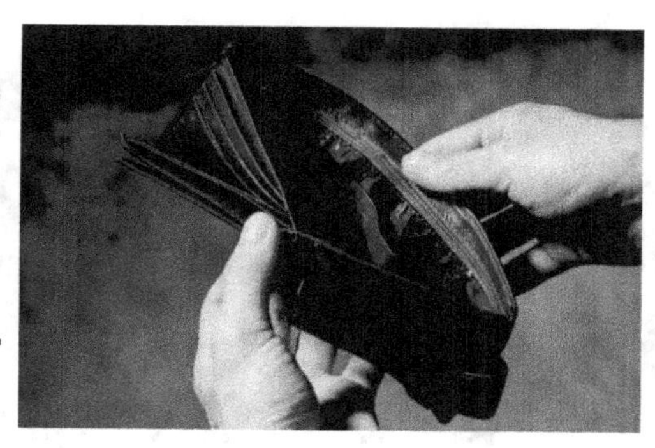 problemas de pobreza de todos los países del mundo, porque son cosas complejas. Tampoco con esto vamos a decir que podemos resolver la vida de la gente que desafortunadamente está en pobreza extrema, porque es una problemática muy compleja y que requiere ayuda de varias maneras (principalmente gubernamental) y de forma constante, para que pueda transformar su realidad y poder lograr que ellos sean autosuficientes (cosa que no es nada fácil).

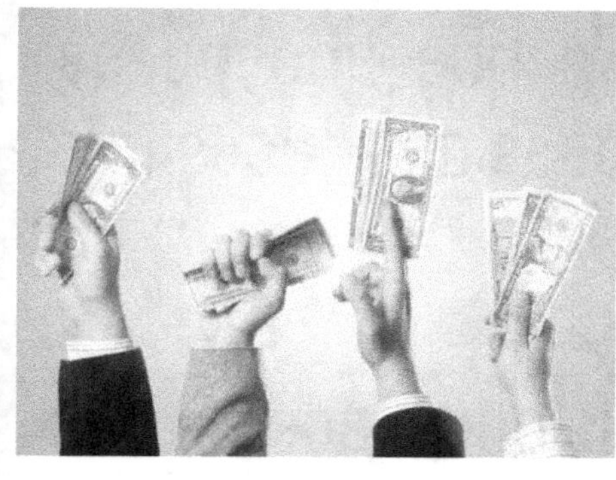 Esto está dirigido para las personas como tú y como yo que somos de clase media (o casi media baja llegándole a pobre), que tenemos que trabajar (o tenemos más de un trabajo) y que a pesar de eso, realmente no nos podemos dar lujos porque el dinero no nos alcanza. Aquí analizaremos los ¿por qués? de que siempre tenemos deudas, de que no hay dinero que alcance, etc. Para tomar el control y las riendas de nuestras vidas. De esta forma para empezar dejar de tener problemas de dinero y poder tener ahorro, después abundancia para crearnos una mejor vida.

Como siempre, empezaremos por el principio, por lo que

tocaremos un tema que nos acompaña durante toda nuestra vida, ya sea de manera positiva o de manera negativa y a veces es preocupante, especialmente en esta pandemia que estamos viviendo todos. Además de que aunque pase la pandemia seguirá siendo importante de nuestras vidas. Estamos hablando del DINERO.

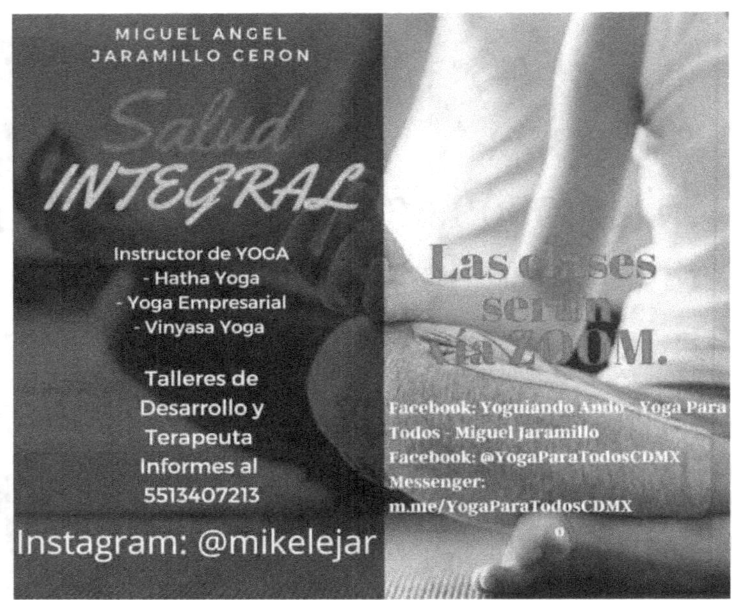

¿QUÉ ES EL DINERO?

Vamos a definir al Dinero de forma objetiva es un medio de cambio para que uno pueda comprar y/o adquirir las cosas que necesita o quiera.

Hay muchos tabúes y visiones acerca del dinero. Generalmente nos han metido la idea culturalmente de que el Dinero "Es malo", que "cambia a la gente", "que no es bueno", "que no es la felicidad", "que tener mucho dinero es malo", etc. etc. etc.

La verdad, sinceramente hablando, EL DINERO NO ES MALO, lo "malo" es lo que hace la gente con el dinero. Porque hay gente

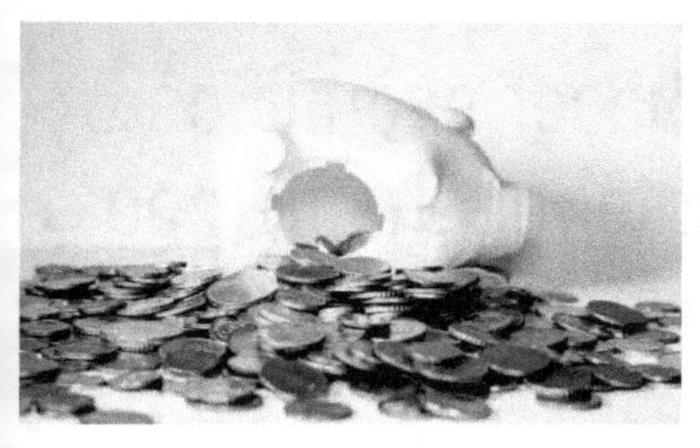

que lo utiliza para el bien, para crecer, ayudar a crecer a otras personas, aprender cosas, etc. De igual forma hay gente que lo usa para el mal, ya sea perjudicando a otros, cayendo en vicios, alcoholismo, fraudes, etc. Pero el hecho de tener mucho dinero no es lo que genera que le pasen cosas malas a la gente o que se pierda. El dinero, por decirlo así, de forma sencilla, es como una energía que fluye en nuestra vida. Todos queremos que esté presente en nuestro bolsillo de forma abundante, pero generalmente no sabemos cómo. Siempre estamos preocupados por no tener dinero o por tener Deudas hasta el cuello precisamente por no saber administrarnos de forma adecuada.

Normalmente se tiene un estereotipo de que las personas LGBTTTIQ+ son gente adinerada, porque como supuestamente la mayoría "no tenemos hijos" gastamos menos que los heterosexuales… Nos gustaría que fuera una verdad para todos, pero realmente hay que quitarle la máscara y decir que no lo es. Es cierto que hay algunos hombres gay, mujeres lesbianas, hombres transexuales, chicas trans, etc. que son muy exitosos y tienen un alto poder adquisitivo, pero no es la mayoría. Además es importante mencionar que a esas personas, el éxito y el dinero no les llegó de a Gratis, tuvieron que trabajar Bastante, Estudiar, prepararse y

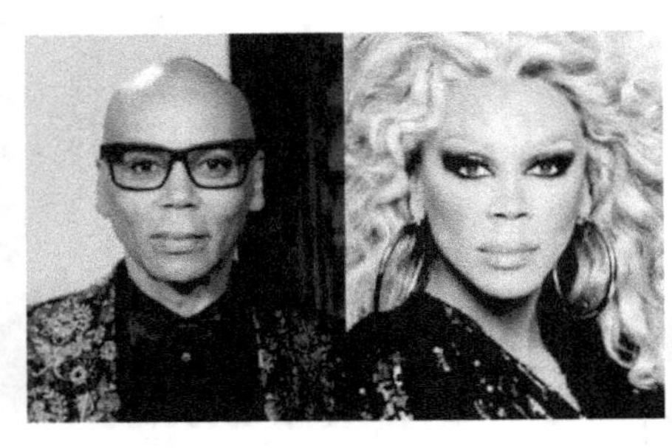

aprender muchas cosas, hacer sacrificios o no darse ningún lujo durante mucho tiempo, aprender también a administrar sus ingresos y ahorrar.

Para que no digan que son palabras al aire, por mencionar algún ejemplo de la Comunidad LGBTTTI vamos a mencionar a: "RuPaul", cuando él comenzó no era rico y no es por criticar, pero cuando empezaba con el Drag, se veía bastante "Churpia" y desaliñada, por así decirlo, porque nadie nace sabiendo y el no saber, no es nada malo. Lo que realmente puede ser malo es quedarse siempre en la ignorancia esperando que el conocimiento llegue solo o que alguien venga a resolverte la vida.

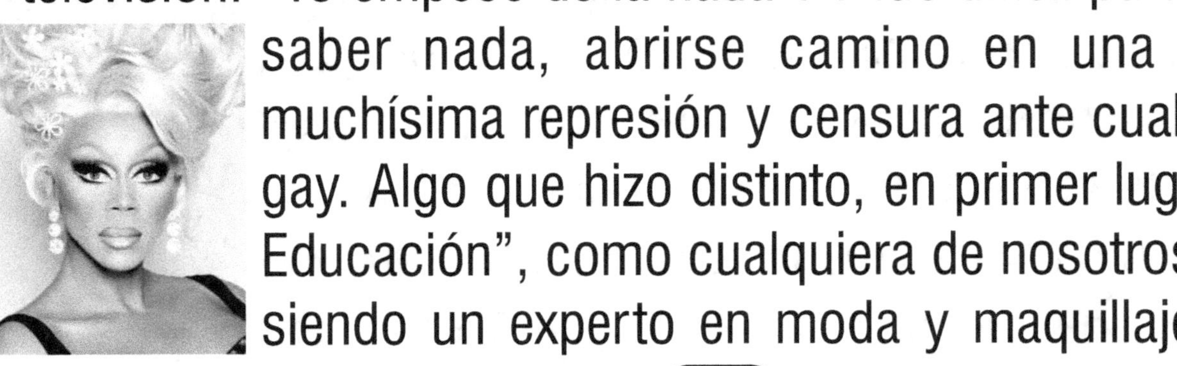

Pero ¿qué fue lo que pasó? ¿Por qué él es ahora rico, famoso, admirado, querido, envidiado, copiado e incluso odiado por muchos? ¿Qué lo diferenció de muchos otros? Incluso él mismo lo ha dicho en sus programas de televisión: "Yo empecé de la nada". Y fue difícil para él que sin saber nada, abrirse camino en una época de muchísima represión y censura ante cualquier cosa gay. Algo que hizo distinto, en primer lugar fue: "La Educación", como cualquiera de nosotros, no nació siendo un experto en moda y maquillaje, nada de

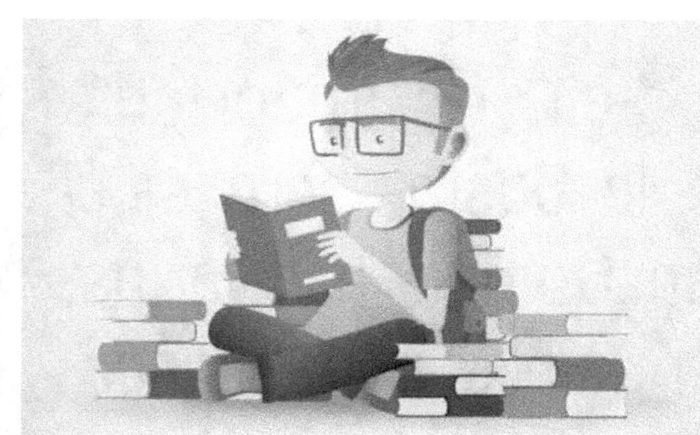

cómo hacer televisión, pero buscó y estudió en cursos, trabajó en su autoestima (porque eso también eso cuesta), buscó contactar con gente de que la que pudiera aprender, ahorró, vio y/o descubrió los talentos que tenía y buscó la manera de desarrollarlos para sacarles provecho de forma positiva, poco a poco, logró hacerse de contactos y se relacionó con gente que lo pudiera ayudar a sacar proyectos y ahora vemos el resultado: tiene mucho dinero, programas de TV y Fama Mundial. Por eso él en algunos de los programas de RuPaul Drag Race, cuando los concursantes se han quejado de que "es muy difícil" hacer tal o cual reto, él mismo ha mencionado en algunas ocasiones "Yo igual empecé de la nada, yo solo tenía que hacer todo: zapatos, vestido, pelucas, maquillaje, idear el show,

lidiar con los problemas de dinero y en el escenario tener que mostrar una sonrisa, etc. Si yo pude tú también. No digas que es difícil. Hazlo lo mejor que puedas. Porque Tú también tienes el potencial, por eso estás aquí en la competencia".

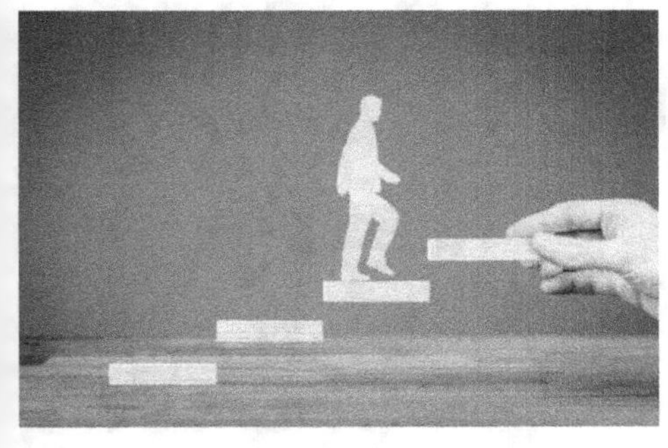

Esto fue por mencionar un ejemplo, no para hacer comercial, pero es la prueba de cómo alguien, que igual que muchos de nosotros, empezó de la nada ahora tiene mucha

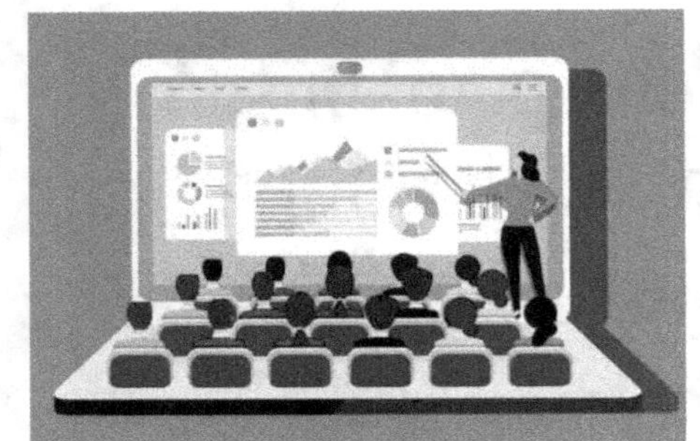

abundancia. No fue fácil, es importante recalcarlo, su trabajo le costó, pero si él pudo, nosotros también. Como él hay varios, pero no vamos a hacer una lista gigantesca, porque no se trata de eso. Se trata de darnos herramientas a todos para que tengamos un bienestar económico que nos llevará a tener una mejor vida, quizá no de millones, pero sí una vida digna y con menos angustias. El propósito es que esto sea un principio para llevarte a la vida que tú te mereces. Ahí es donde tú vas a poner los límites. Nadie lo va a hacer por ti.

No te vamos a mentir diciendo que todo "ES MUY DIFÍCIL", tampoco que "ES FACILÍSIMO", pero no es MUY difícil, sin embargo, como la mayoría de las cosas que valen la pena, requiere trabajo, esfuerzo y constancia, así como también sinceridad y voluntad de tu parte.

En primer lugar. Tienes que darte cuenta de que **TÚ ERES RESPONSABLE DE TU VIDA.**

A lo largo de la vida, sobre todo en Latinoamérica nos han vendido la idea de que somos fracasados y ése es nuestro destino... la mayor parte de la gente la ha comprado y aceptado como una realidad que no se puede

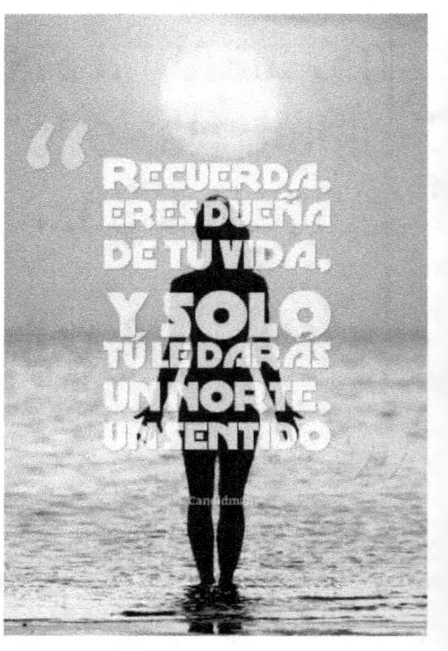

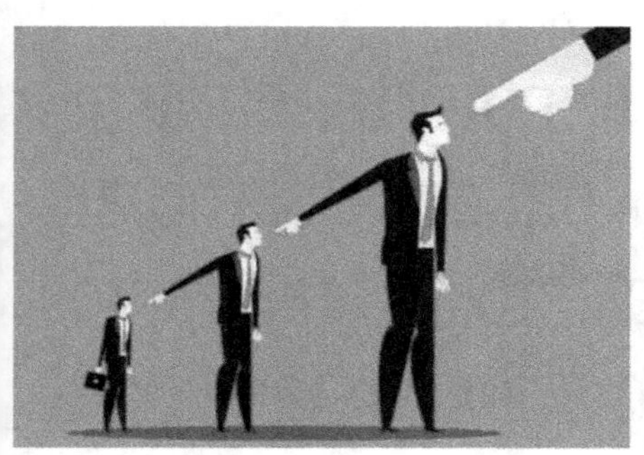

cambiar. Estamos acostumbrados a "Culpar" siempre a alguien de nuestras desgracias: a mis papás, a mi jefe, a la vida, a mi mala suerte, etc. Pero NO. Independientemente de las cosas, el principal responsable de tu vida eres tú. Donde tú decides si los problemas y los traumas del pasado te seguirán apachurrando y encadenando a la pobreza o vas a hacer algo al respecto para cambiar Y DARTE LA VIDA QUE TE MERECES. Puedes tener muchos problemas, pero quejándote no vas a cambiar la situación. Aquí vamos a mencionar algunos pasos para que tú mismo(a) puedas poco a poco ir transformando tu vida, para que vayas para arriba en lugar de ir para abajo, o quedarte en una zona de mediocridad y frustración. Puede que haya cosas que al principio te parezcan complicadas, pero si eres constante empezarás a ver cambios. Tampoco te mentiremos diciendo como muchos "charlatanes" que de un día para otro va a cambiar tu vida como con una varita mágica, pero tú mismo te vas a forjar un mejor presente y un mejor futuro para ti.

Por eso el primer paso es:

1.- TRABAJA EN TI

No es broma, para que puedas cambiar la vida a tu alrededor y generar una abundancia en tu

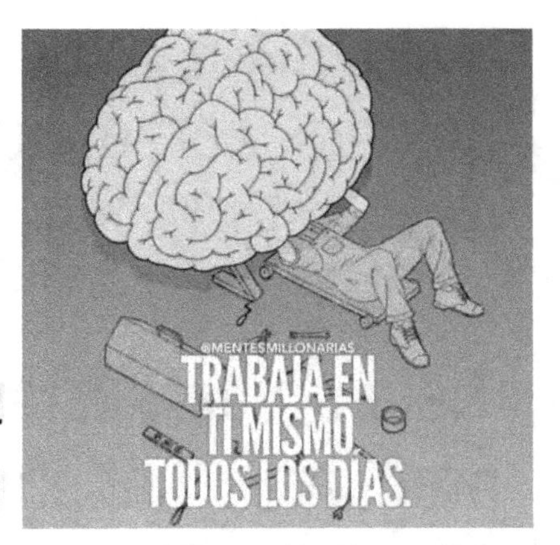

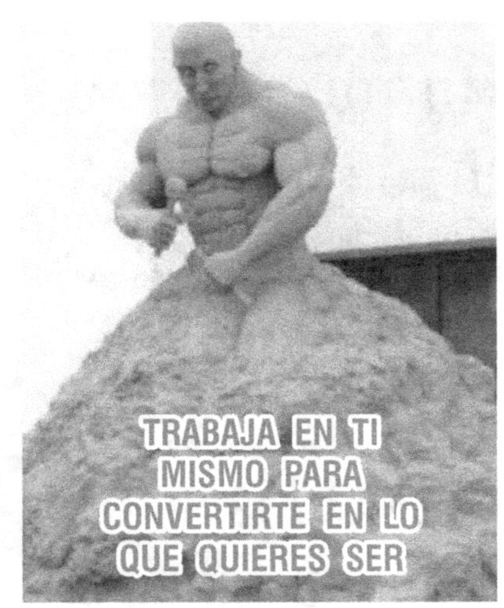

vida. Tienes que trabajar en ti, nutrirte, curarte tus heridas y/o traumas del pasado, cambiar ideologías, etc. La razón para esto es realmente simple: Si no tienes paz interior, estabilidad emocional, amor propio, no te conoces a ti mismo(a), será mucho más difícil para ti avanzar en tu vida y/o tomar buenas decisiones tanto económicas, como en salud, en tu vida amorosa, etc.

Como punto partida en este punto, te vamos a recomendar 2 cosas:

LA PRIMERA es un poco dolorosa, pero es importante. Hacer un análisis de tu vida. De preferencia por escrito, donde te digas "¿Quién soy?" "¿Dónde estoy?" "¿Qué quiero?" "¿Qué problemas tengo en este momento?" "¿Hacia dónde estoy 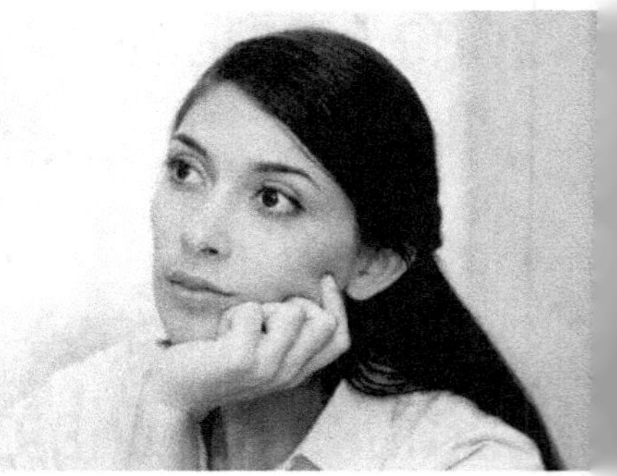 caminando?" "¿Es allí donde quiero ir?" Y e independientemente de tu edad, como cuando éramos niños y te preguntaban "¿qué quieres ser de grande?" Pregúntatelo a ti también en este momento "¿Qué quiero ser?"

Tienes que ser sincero(a) en el momento que respondas las preguntas, sabemos que puede ser doloroso, porque esto es un

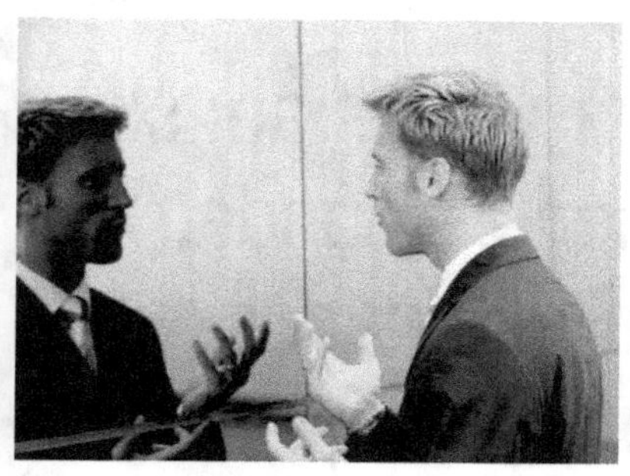

ejercicio que por decirlo así: te pondrá un espejo frente a ti y te hará consciente de tu situación actual. Evita buscar justificaciones del por qué estás como estás en este momento. No se trata de eso, ni de buscar culpables. Se trata de que tú sepas en qué punto de tu vida estás y qué problemas enfrentas. Y es importante decir que no buscamos que te deprimas porque tú vida no fue lo que esperabas y te puedas sentir "atrapado".

El siguiente paso es: **BUSCAR SOLUCIONES.**

El haber apuntado las respuestas a todas estas preguntas, te permitirá después hacer un plan de acción para resolver tus problemas. Y aquí es donde 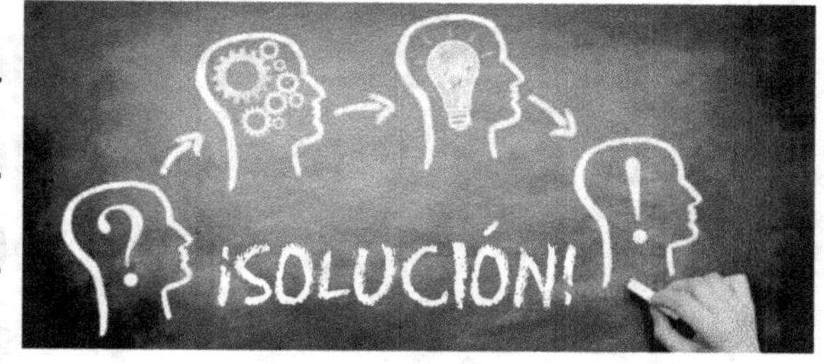

entran dos cosas importantes: La Educación y el Cultivar tu Mente.

Por ejemplo: Si uno de tus problemas es "no gano lo suficiente" y "no me alcanza para nada". Es un buen momento para comenzar a buscar, organizar y planear "QUÉ TENEMOS QUE HACER" para estar mejor.

Una de ellas, es por ejemplo, analizar tu nivel estudios. Sabemos muy bien que mientras menos estudios tengan menos te van a

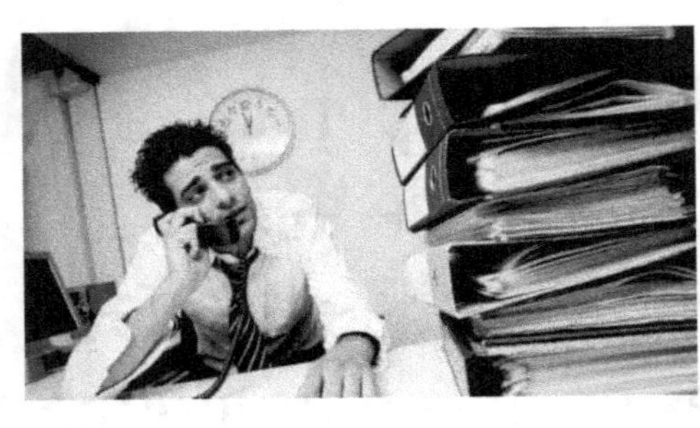
pagar, más te van a explotar y más abusar de ti. El conocimiento realmente es poder. Si solamente tienes primaria o secundaria, tus oportunidades se reducen generalmente a empleos informales sin prestaciones. Si solamente tienes Bachillerato o preparatoria o Instituto (que es lo mismo) puedes tener una oportunidad de empleos con salario mínimo para arriba y

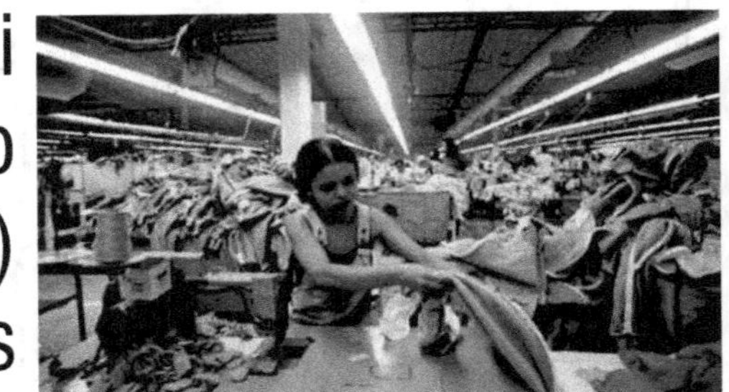

prestaciones ley. Si tienes una Licenciatura, puedes tener acceso a trabajos de Supervisor, Gerente, Coordinador con salarios más altos y menor esfuerzo físico, además de mejores prestaciones de Ley. De igual manera, si emprendes un negocio serán mayores tus oportunidades de éxito porque tendrás conocimientos que te podrán ayudar a administrarlo mejor.

La educación en las escuelas no es la única forma de aprender. Hay que decirlo, el conocimiento de las escuelas ayuda, pero hay muchas cosas que tenemos que aprender nosotros mismos. Por ejemplo, hasta la fecha todavía no nos enseñan a manejar nuestras emociones correctamente ni cómo sanar nuestras heridas y/o traumas.

Una forma de aprender sobre esto es leer varios libros de superación personal que te ayudarán a sanar tu interior, tomar

algún curso de desarrollo personal y/o tomar terapia para que tengamos herramientas para que como decíamos al principio: Sanes tu interior y seas una persona estable. Para que puedas decir: "Está bien, tengo este problema, voy a hacer tal, tal y tal, para solucionarlo" y no es lo mismo que si tienes ese problema, además tengas: "Problemas de autoestima, inseguridad, traumas porque te dijeron que tú nunca ibas a poder tener éxito en nada, etc." ¿Ves? Todas esas voces que a veces en nuestra cabeza se aparecen diciéndonos que no podemos, o que nos meten miedo.

Algunos libros que recomendamos que te pueden ayudar a sanar son los siguientes y no es por hacer comercial, pero en muchos cursos de superación personal o cursos que dan empresas hacen que los leas para que tengas estos conocimientos para poder subir de puesto. Después de la aclaración, aquí van las recomendaciones:

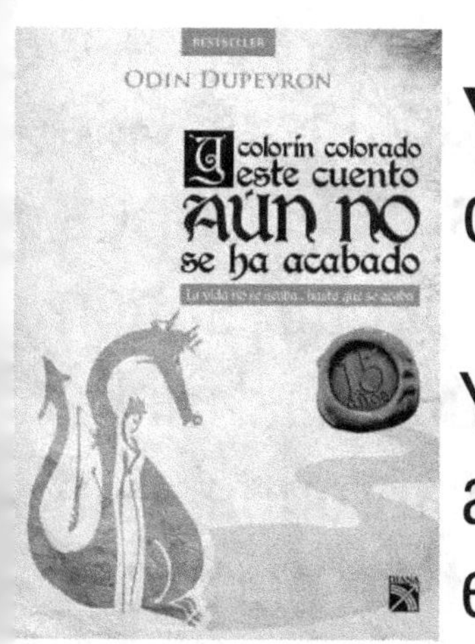

Y Colorín Colorado Este Cuento no se ha acabado de Odyn Dupeyron.

Y colorín colorado este cuento aún no se ha acabado nos habla de la vida, de los miedos escondidos que nos paralizan y del deseo de ser libres. De la importancia de conocerse a uno mismo, de indagar en el pasado, de entender quiénes somos y de dónde venimos para saber así a dónde vamos. Un mágico cuento que nos habla de los finales y los eternos comienzos de la vida. De todas las posibilidades, de todos los principios y de todos los finales. Pero más allá, nos hace redescubrir la importancia que tiene vivir la vida... ¡Hasta el final!

Mañanas Milagrosas de Hal Elrod

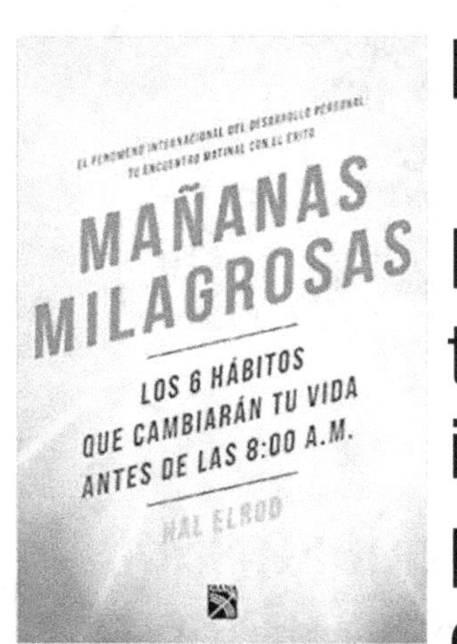

Las Mañanas Milagrosa es un libro inspirador, que te va a motivar a levantarte temprano para implementar varias rutinas en tus mañanas. Puedes personalizar la rutina con el orden y tiempo que le dedicas a cada hábito. ... Luego de formar el hábito empieza a agregar más cosas a tus mañanas. Y esto a la larga te traerá un mayor beneficio en tu vida personal y financiera.

Inteligencia Emocional de Daniel Goleman

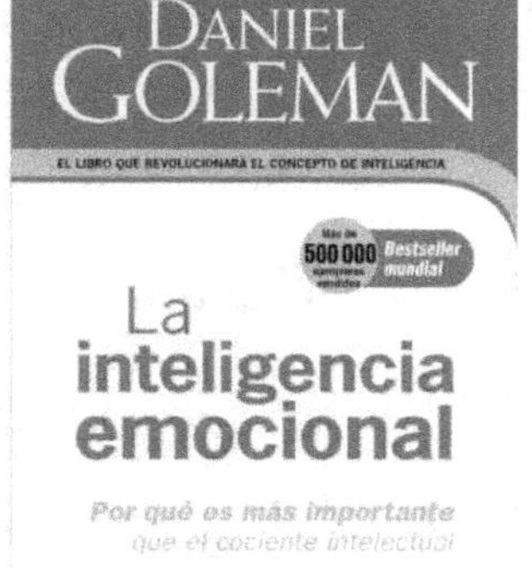

Este es un libro sobre la importancia de las emociones para comprender las relaciones humanas y el éxito de las personas que saben relacionarse. ¿Te ha pasado que reaccionas mal a las cosas que te pasan? En este libro aprenderás a conocer tus emociones así como controlarlas. Eso te permitirá poder relacionarte mejor tanto a nivel personal, familiar, pareja y también en el ámbito laboral.

Obviamente, hay muchos libros que nos permiten ubicar qué está mal en nuestra vida y cómo podemos cambiarlo. Estos son algunos de los que nos ayudan más de una forma clara y bastante digerible. El único que 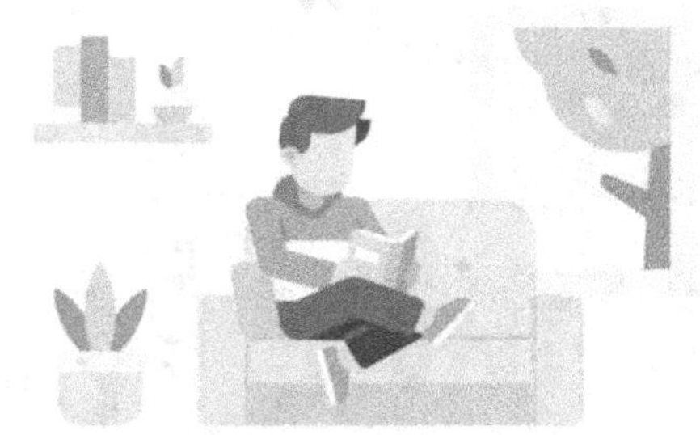 es más pesadón es el de Inteligencia Emocional, porque es un tema un poco complicado, pero es bastante fácil de entender. Hay muchos más pero estos te ayudarán a "tomar el toro por los cuernos", o sea "poder tomar las riendas de tu vida"

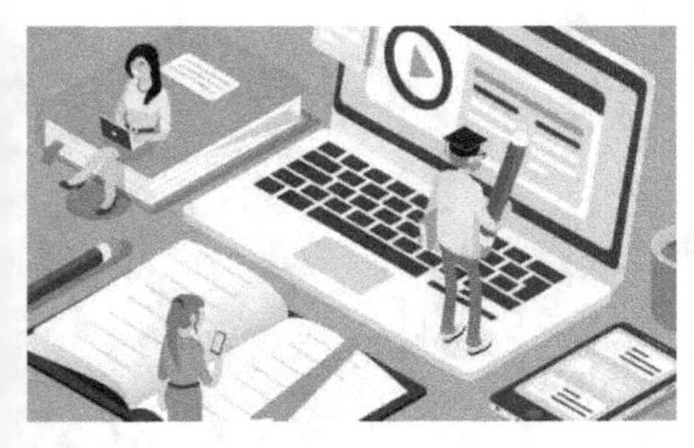 Esto es extracurricular, no sustituye una educación, pero sí complementa. Para poder tener una mejor vida financiera tienes que estudiar, de preferencia una licenciatura como mínimo, para que puedas colocarte en buenos puestos de trabajo. Aprender idiomas también te ayudará a poder tener más y mejores oportunidades de trabajo, de igual manera, si tienes negocio propio de poder contactar clientes o proveedores 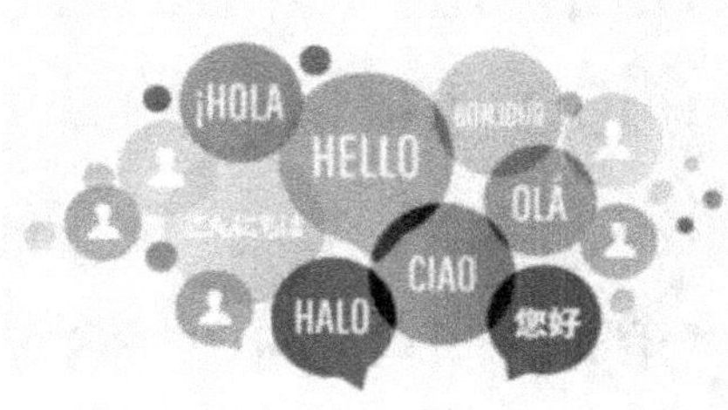 internacionales para buscar productos o mercancías que te convengan a buenos precios.

Junto con pegado va el siguiente punto: CONOCE TUS POTENCIALIDADES Y TALENTOS.

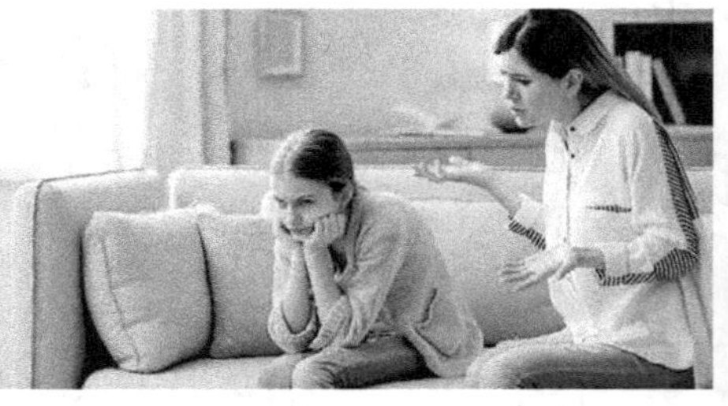

Sabemos que no podemos ser perfectos en todo, ni tener todas las habilidades del mundo, pero parte del conocerte a ti mismo, es que identifiques "Qué cosas puedes hacer bien", no tiene que ser nada más una. Por decir algunos ejemplos: hay gente que cocina muy rico, hay gente que se le da maquillar bien, otras saben cómo hacer ropa bonita, otras saben vender varios productos, a otras se les puede dar enseñar, puede ser que seas bueno para reparar aparatos, otros para dibujar, etc. La lista puede ser gigantesca y normalmente tenemos más de una habilidad.

Normalmente, nuestros padres y familiares nos meten la idea de que hagamos "algo que deje dinero" o que estudies tal o cual carrera porque "deja dinero". Generalmente lo hacen desde el amor, porque quieren que sus hijos tengan la vida resuelta y muchas veces sucede que quieran que hagas lo que a ellos les resultó. Por ejemplo, si son médicos, van a querer que tú también, o si son contadores, o si son maestros, o peluqueros, etc. Pero a veces a los padres les cuesta reconocer que sus hijos son personas distintas, que puede que no les guste lo que hagan sus papás para vivir, o no lo hagan bien y tengan otros talentos.

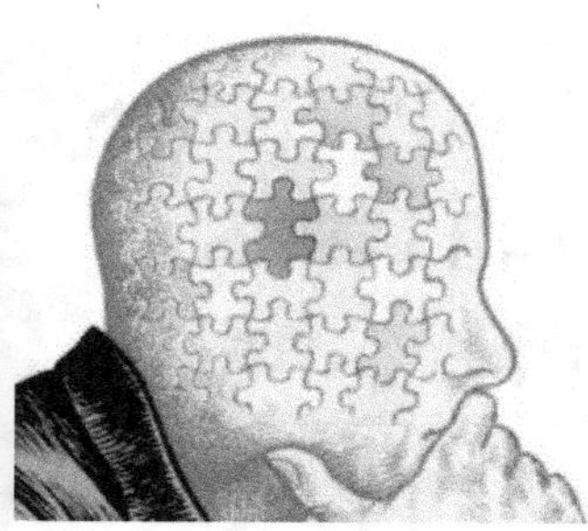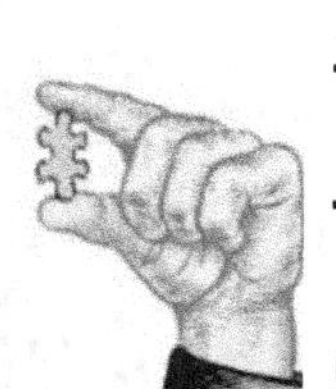Lo importante es que tú, en este momento, te des cuenta de qué talentos tienes y también te prepares para perfeccionar esas habilidades. Y esto no necesariamente tiene que estar peleado con que estés estudiando una carrera "segura" para tener un ingreso, mientras también tomas cursos, lees libros o ves videos tutoriales de cosas que quieras aprender.

Sé que esto se dice muy fácil, pero como dijimos al principio, es algo que requiere un esfuerzo de tu parte, para que te asegures una mejor vida. Quizás tengas que hacer algunos sacrificios, como por ejemplo, salir a bares todos los fines de semana, donde, como sugerencia salgas una o dos veces al mes. O acudas a menos fiestas o también que asignes un "dinerito" a prepararte o estudiar las cosas que te gustan junto con "que te des un tiempo para ti", para que hagas esas cosas.

2.- CONOCE TUS FINANZAS

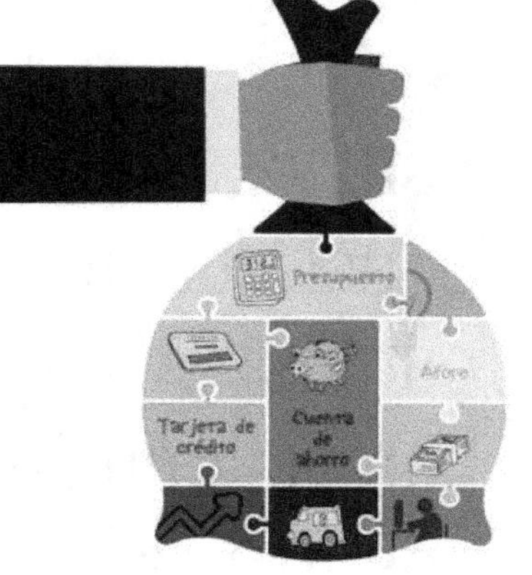

Esto suena fácil y normalmente la gente piensa que ya sabe "cuánto gana". Pero según varios estudios que se han hecho, la mayor parte de las personas no sabe "Cuánto gana" ni "Cuánto gasta". Por eso muchas veces su vida se descontrola, porque no importa cuánto puedas llegar a ganar, ya que si gastas más de lo

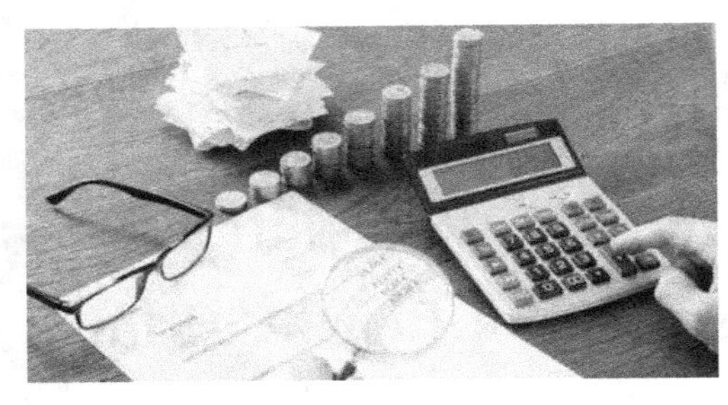

que ganas estás frito. Ya sea que ganes $100.- pesos o 1 millón. Si gastas más de tu ingreso irremediablemente tendrás problemas y no vas a saber por qué... O siempre te va a hacer falta dinero.

La cosa no es muy complicada. Es simplemente que hagas en una pequeña tabla como la que ponemos aquí, ya sea en un cuaderno, una hoja suelta, la siguiente información:

INGRESOS (Cuánto Dinero gano)		EGRESOS (Cuánto Dinero gasto)	
Mi sueldo	$	Renta	$
Vendo zapatos	$	Luz	$
	$	Agua	$
	$	Gas	$
	$	Comida	$
	$	Pasajes	$
	$	Internet	$
Total	$	Total	$

Esto va a ser de manera mensual. En el lado de Ingresos, vas a poner cuánto dinero entra a tu cartera, por mencionar algunos puntos: El salario de tu empleo principal, a lo mejor si vives en pareja también aporte su salario, ahí lo vas a poner también. Si además de eso, vendes, por decir un ejemplo zapatos, pozole los domingos, etc. Vas a poner el concepto y la cantidad. Después vas a sumar el total.

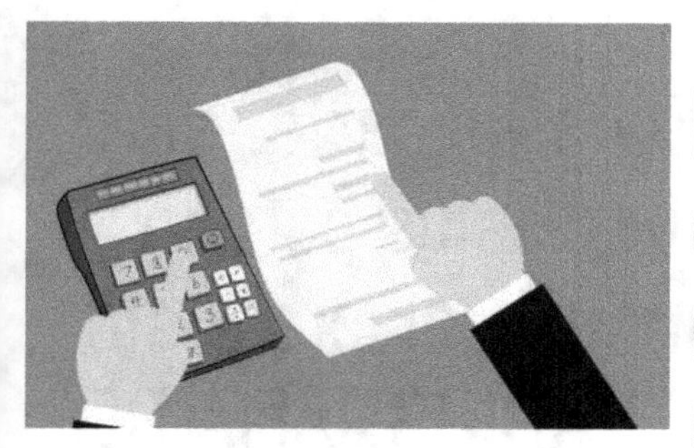

En la columna de la derecha de Egresos, vas a poner cuánto estás gastando y en qué. Hay gastos primordiales como la Renta (porque pocas personas tienen casa propia), la Luz, el Agua, Internet (si tienes), TV de paga (si tienes), Comida, Transporte (camiones, metro, taxis, uber), etc. Pagos de tarjetas de crédito o departamentales (si tienes). Pero también todas las demás cosas en las que gastas dinero, sin importar si son pequeñas, por decir un ejemplo: cervezas, salir a comer tacos, si vas a fiestas, de vacaciones, de paseo, ir a bares, las botanitas que compras y vas comiendo cuando vas a trabajar, los refrescos que tomas al día, etc. Igual vas a sumar el total de estos gastos.

Es importante que no pases nada por alto y sea sincero contigo mismo(a). Esto es para saber y estar consciente de en qué se te está yendo el dinero. Tendrás que tomar la suma de tus ingresos y restarle el total de los egresos o gastos. Ahí es cuando te 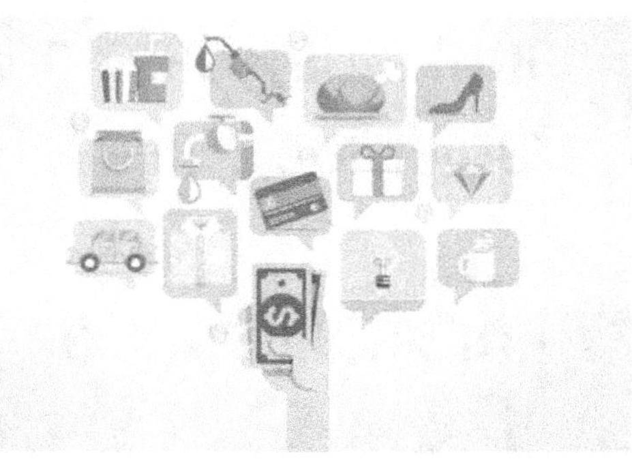 vas a dar cuenta realmente de "Cuánto dinero dispones" si te queda dinero y en el caso contrario "Cuánto dinero estás gastando y en qué".

Como dije antes, si te sale que estás gastando más de lo que estás ganando. Es lógico que tengas problemas de dinero.

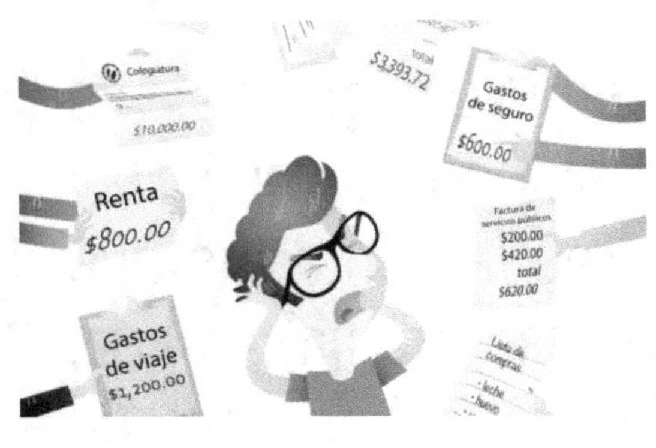

Este ejercicio no es para juzgarte, sino para que sepas en dónde estás parado y en qué te estás gastando tu dinero. Esto he oído que lo llaman "RADIOGRAFÍA DE TUS FINANZAS", pero el nombre es lo de menos.

Si por ejemplo ganas 10 y gastas 9. ¡Felicidades! Con ese dinero que te sobre puedes generar un ahorro que puede ser para tiempos difíciles, una urgencia o para que lo juntes para darte un gustito, o lo puedas invertir en algún negocio. Si no es así y gastas más de lo que estás ganando. Es conveniente que analices las cosas en la que estás gastando dinero que no tienes. A lo mejor no es agradable, pero tendrás que hacer "Ciertos sacrificios" para que puedas enderezar el barco antes de tener problemas graves. Generalmente es lo que le pasa a la mayoría.

Ahora hablemos de **"Compras Compulsivas"**

Muy seguido ocurre que compramos cosas que no necesitamos porque "es que estaba de oferta", "tenía un super descuento", "estaba a 24 meses sin intereses", "es que acaba de salir el nuevo Iphone", "es que 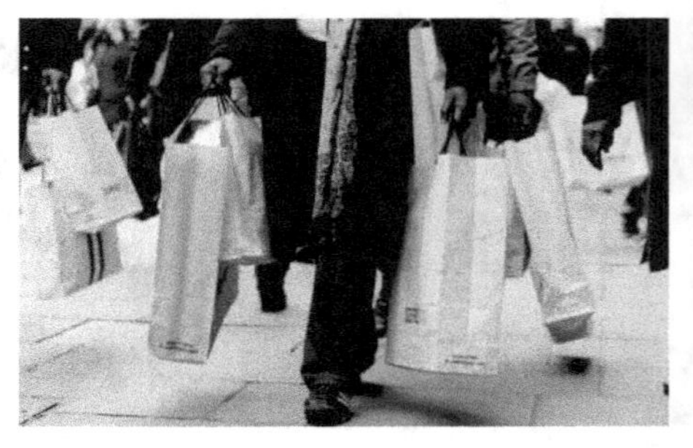 fulano o fulana se compró ropa nueva", "es que estaban al 3x2" "es que todos se compraron el nuevo modelo de celular" "es que

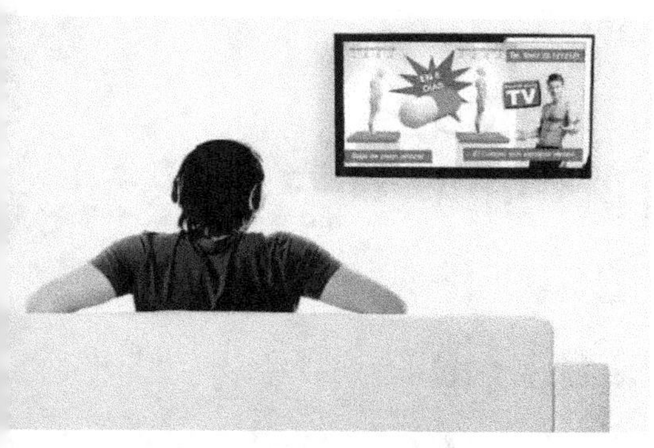

necesito esa pantalla de TV gigantesca porque tiene descuento" y muchas otras más por el estilo.

En la mayoría de los casos gastamos mucho dinero en cosas que no ocupamos, que las dejamos arrumbadas en el rincón, que las metemos en un clóset, etc. Vivimos en una sociedad consumista que todo el tiempo nos está diciendo "Compra, compra", "Aprovecha", "tenemos el producto que te va a resolver la vida", "con esto serás bella", "con eso vas a bajar de peso y ponerte musculoso sin hacer

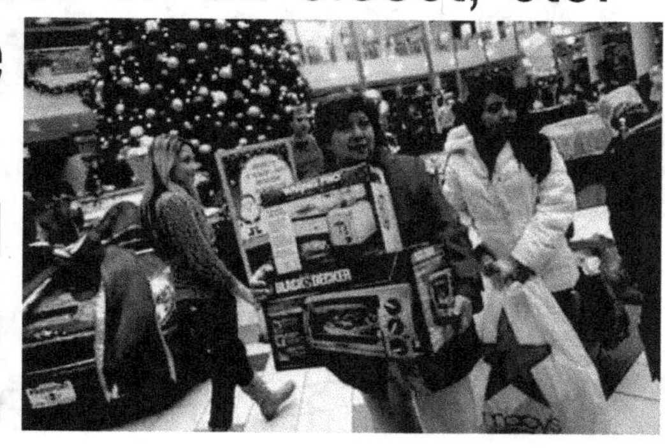

nada" y nuestro poder adquisitivo no está para estar comprando todo lo que nos dicen que "debemos tener". En un programa donde estaban buscando el cómo salir de las deudas, un especialista en finanzas estaba diciendo que: "antes de comprar algo hay que preguntarse: **¿Lo necesito? ¿Es indispensable? ¿Lo puedo pagar? y esperarte cuando menos una semana, después de responder estas preguntas para hacer la compra"**. Generalmente después de este tiempo, el impulso de compra desaparece y te das cuenta que realmente no necesitabas comprar tal o cual cosa. Y si

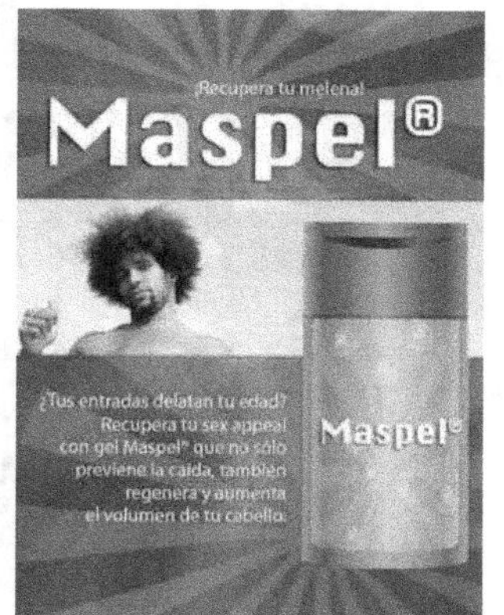

realmente necesitas ese objeto que te llamó la atención al principio, ya lo harás con la consciencia de que sí lo vas a utilizar.

Esto va de la mano con el siguiente punto.

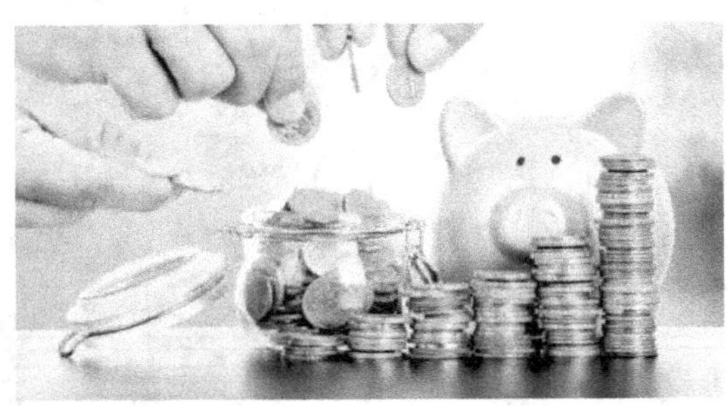

3.- AHORRA

Generalmente en Latinoamérica y en muchos otros países, no se tiene cultura de ahorro. La gente es muy impulsiva y tenemos muy metida en la mente el "Vive ahorita, disfruta ahorita, paga después", "diviértete ahorita, viaja ahorita y después ves cómo pagas", "Lo compro" o "salgo de fiesta hoy" ahorita y después le pido a mis papás o a mis hermanos para pagar" o "El dinero que iba a usar para la renta me lo gasto en una fiesta y al rato veo cómo le hago" y otras ideas por el estilo. El caso, es que le damos mucha importancia al placer inmediato por temor a que se "nos vaya a ir la oportunidad de un placer del momento" y la verdad, un gran número de personas vive con el miedo de que si no aprovecha "x" o "y", jamás en la vida vas a tener esa oportunidad de nuevo.

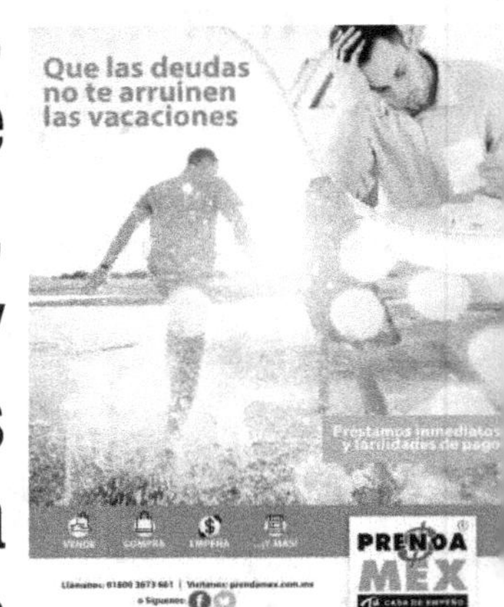

De igual manera, no tenemos los seres humanos, en general, la tendencia a pensar a futuro. Nos interesa el ahora, el presente y

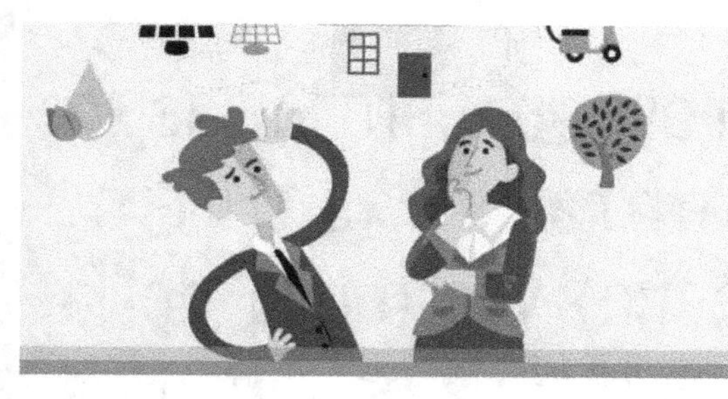

después vemos cómo le hacemos para resolver el problema que generó el no pensar las consecuencias de lo que hicimos, o que para pagar nos estemos "tronando los dedos" por decir un ejemplo, para pagar la renta, para pagar los libros de nuestros hijos, comiendo mal porque no tenemos dinero, porque lo gastamos en la fiesta, en el celular, en las cervezas, en presumir de dinero cuando tengo, etc.

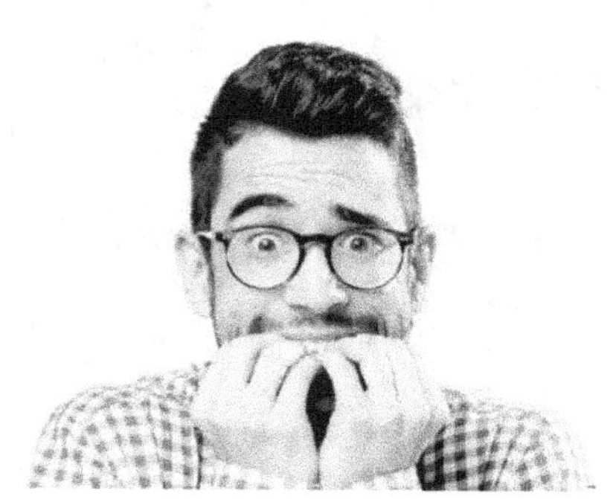

Aquí es donde nos ayuda el ejercicio anterior donde escribimos lo que tenemos a la mano para conocer nuestra situación actual, así como entender un poco el por qué estás así.

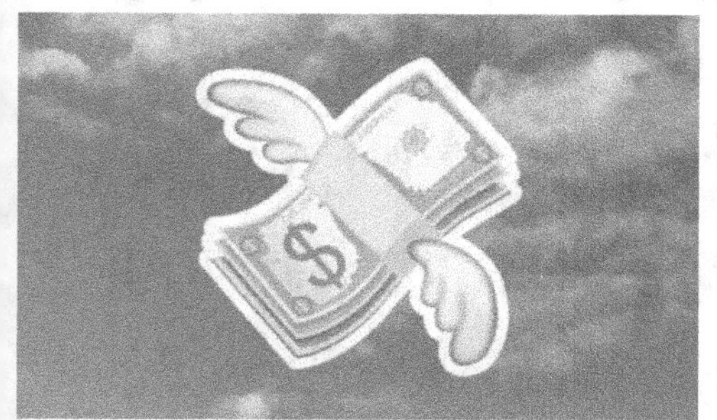

Para este momento, podrás darte cuenta de tus fugas de dinero. Todos siempre (o casi siempre) tenemos gastos impulsivos o como muchos les llamamos "hormiga", donde a veces gastamos en los dulces que venden en la parada del camión, un cigarro, chicles (goma de mascar), botanitas, papitas, refrescos, etc. Como dijimos antes, al escribir la radiografía de tus finanzas podrás darte cuenta de esas pequeñas fugas de dinero, donde uno de manera prácticamente inconsciente al estar comprando chucherías se va gastando una suma considerable al mes. Al día no vas

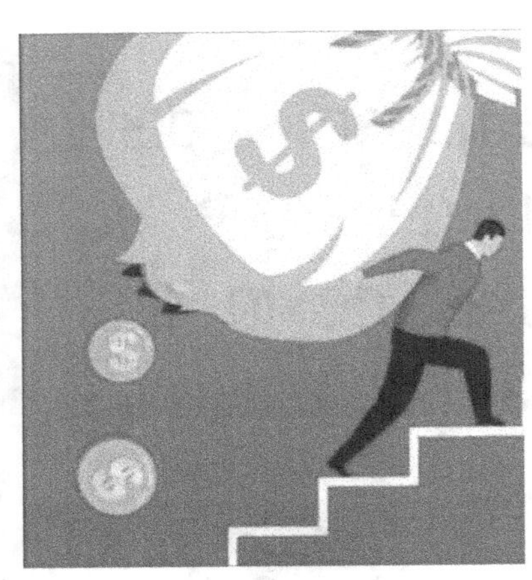

sintiendo cómo se te va el dinero, pero le pasa a muchos que uno cobra su salario, (generalmente a la quincena) y a mitad de la quincena, valga la redundancia, ya no tenemos dinero. Incluso sucede, porque muchas veces hemos visto, compañeros de trabajo, que están pidiendo "para los pasajes", "para comprarse un taco o un sandwich" y que te paga a la quincena... esto se convierte en un círculo vicioso, donde el dinero se te va, en estas fugas y en estar pagándole a toda la gente que te prestó dinero.

Como dijimos, antes es importante que después de que hiciste consciencia de tus ingresos y tus gastos, empieces a planear tu ahorro. Lo dijimos antes: hay que hacer algunos sacrificios, el

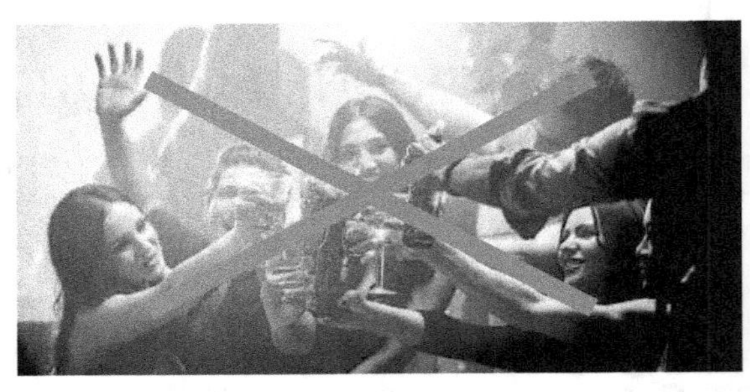

limitarte un poquito con esos "gastitos hormiga" que uno hace diario te permitirá hacer un guardadito de ese dinero. De igual

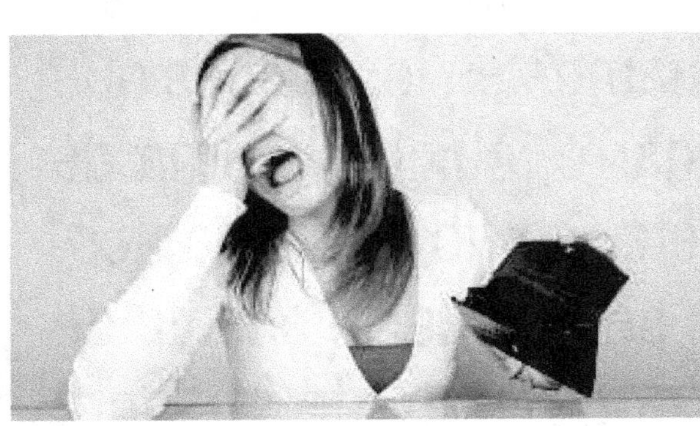

manera algunas cosas que son superfluas o que no te dejan nada bueno, como el irte de parranda todos los fines de semana y gastar demasiado dinero en alcohol. Quizá no comprarte ropa cada vez que ves una oferta... para evitar que te gastes todo.

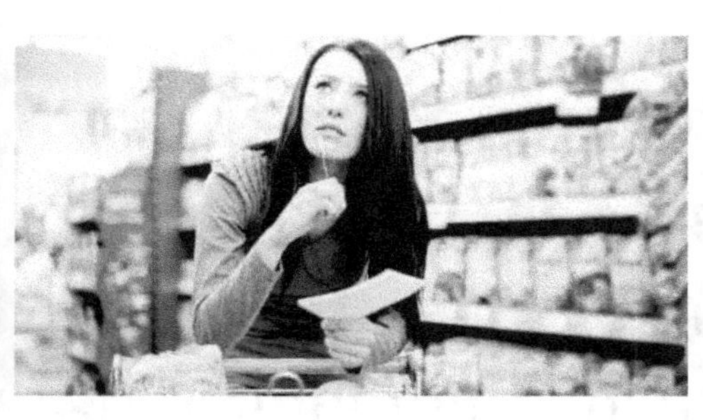

Otro tip, sería que también busques economizar comprando en tiendas de mayoreo, lugares como la Central de Abastos, donde uno puede comprar alimentos a un precio más económico y más frescos. Obviamente tendrás que planear y organizar un poco lo que vas a comer, a cocinar etc. Con esto, puede que tengas un ahorro de un 30% en muchas cosas o incluso hasta un 50% comparando si compras lo mismo en otros lados.

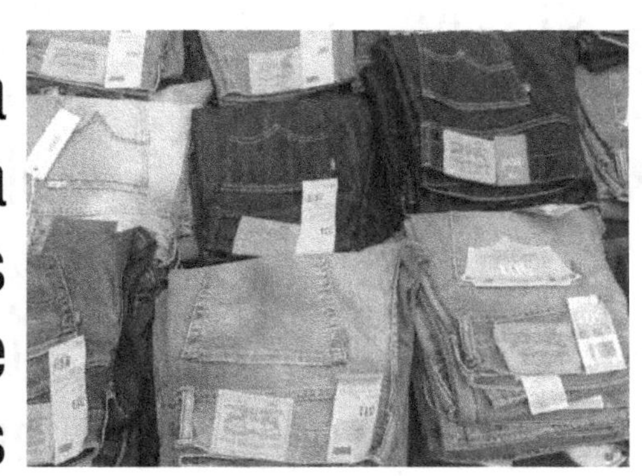

De igual manera, esto se puede hacer con la ropa. Nos venden o imponen mucho la idea de que uno tiene que ir a "Las tiendas caras", "las tiendas de marca", "la ropa de marca", etc. Esto lo compramos y nos hacen creer que si uno no viste esas cosas, o tiene los "gadgets" que acaban de salir, uno vale menos. Realmente uno puede buscar lugares donde comprar ropa de buena calidad a buenos precios. Obviamente, todo esto depende del país y de las opciones que hay en cada lugar, pero te recomendamos que te des una vuelta por lo que en México

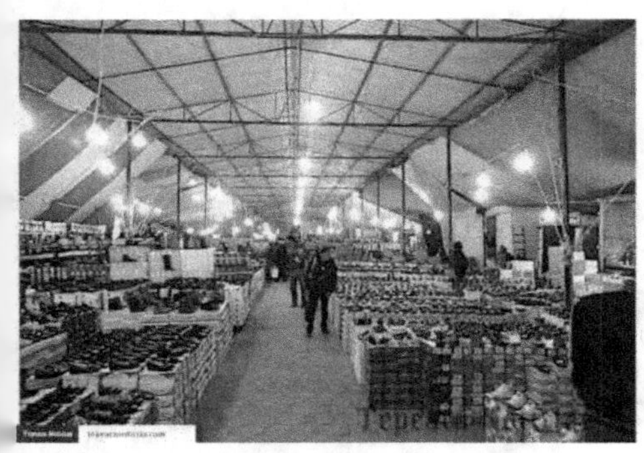

llamamos Tianguis, que también le conocen como mercado sobre ruedas, donde hay ropa bonita a buen precio. Hay que fijarse que la tela sea buena (o sea, no de la que estornudas y se deshace, o que al

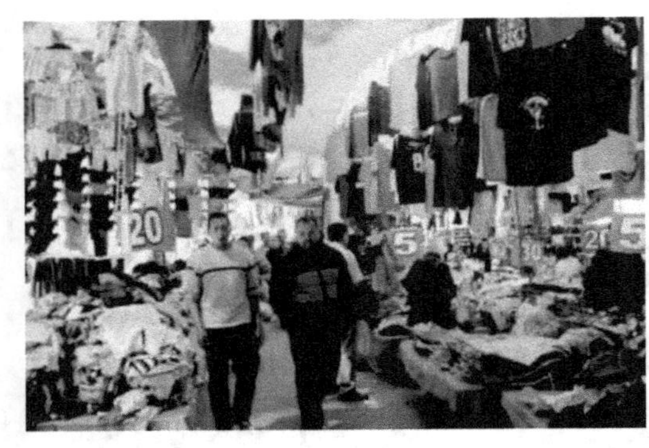

primer rasguño se rompe), también hay que darse una vuelta en las fábricas, donde muchas veces tienen saldos de temporada, donde puedes comprar ropa buena a buen precio. No queremos decir que el comprar ropa de marca sea malo. Muchas veces la ropa de ciertas marcas es de calidad y dura, pero el precio no está al alcance de todos o también hay ropa de "Diseñador" que es buena, pero el precio es precisamente discriminatorio porque va dirigido a la gente de un alto poder

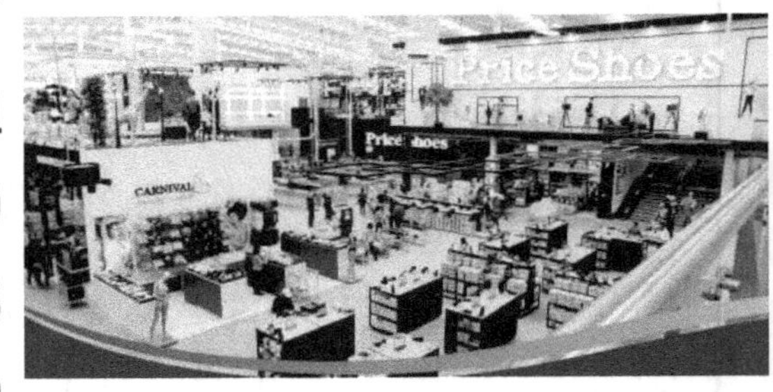

adquisitivo y por decirlo así, dejar fuera a la mayoría. Aquí hablamos de ropa, pero aplica también a calzado, donde puedes buscar zapatos de buena calidad, que te duren y se vean bien durante mucho tiempo. Hoy en día hay ciertas compañías que tienen bodegas donde venden por catálogo calzado de diferentes marcas. Ahorita sabemos que es pandemia, pero con las medidas sanitarias puedes darte una vuelta y buscar zapatos que te gusten y que estén a buen precio. Pero lo más importante, que sean CÓMODOS Y DUREN.

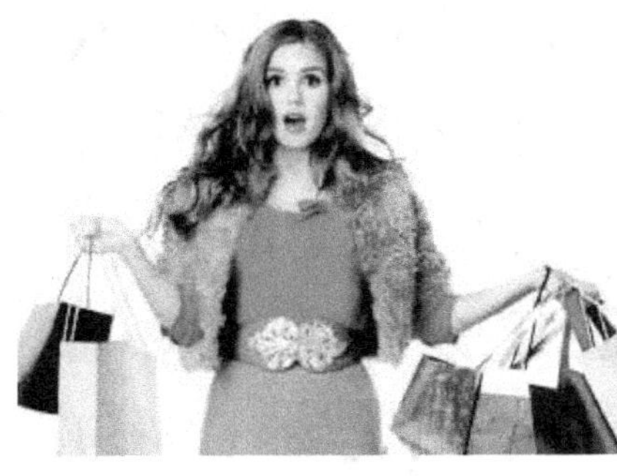

En cuestiones de Ropa y Calzado, que es lo que muchas veces nos lleva a comprar es recomendable no dejarse llevar por los impulsos. Donde puedes ver alguna prenda, conjunto, chamarra, zapatos, accesorios etc.

que se ven muy bonitos, pero que no necesitas. Por eso es necesario controlar estos impulsos y como mencionamos, hacer las preguntas de **¿lo necesito? ¿lo puedo pagar? ¿lo quiero? Y esperar a que se nos pase esa ansiedad por comprar lo que vemos en el aparador**, porque las tiendas saben muy bien usar la mercadotecnia, donde vas a comprar 1 cosa, pero te exhiben muchas otras para que "se te pegue" algo más y compres más cosas de las que realmente estabas pensando comprar o que no te urgían en ese momento.

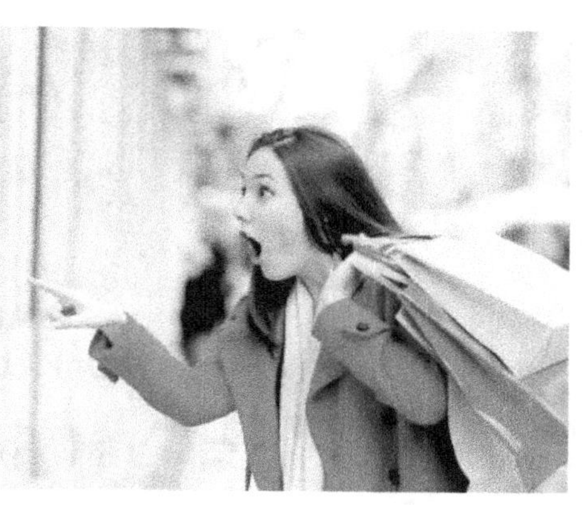

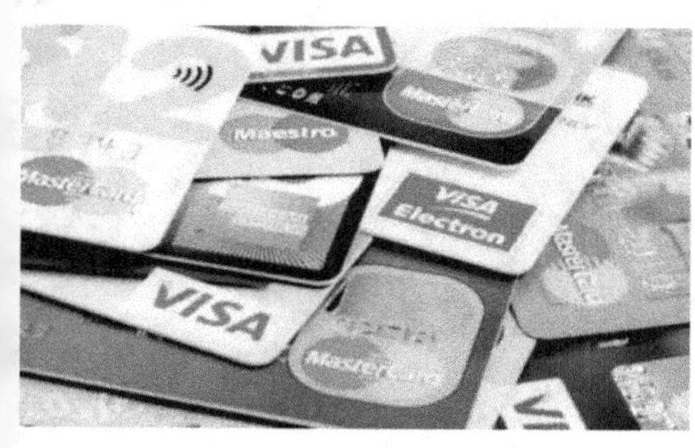

5.- TARJETAS DE CRÉDITO

Aquí es donde vamos a tocar un tema o subtema importante. A todos los que empezamos a ser adultos nos llegan a ofrecer las famosas "tarjetas de crédito", donde llegas a la tienda departamental y están los ejecutivos de cuenta "cazando" literalmente a los clientes con la frase de "le tramitamos su tarjeta de crédito, en 15 a 20 minutos aprobada, sólo con su identificación oficial" "Es bien fácil". Y es donde muchos de nosotros aceptamos pensando que es buena idea, y que si tenemos una tarjeta de crédito,

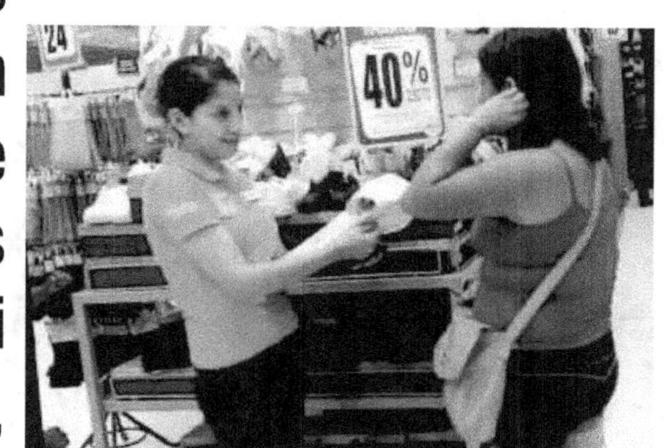

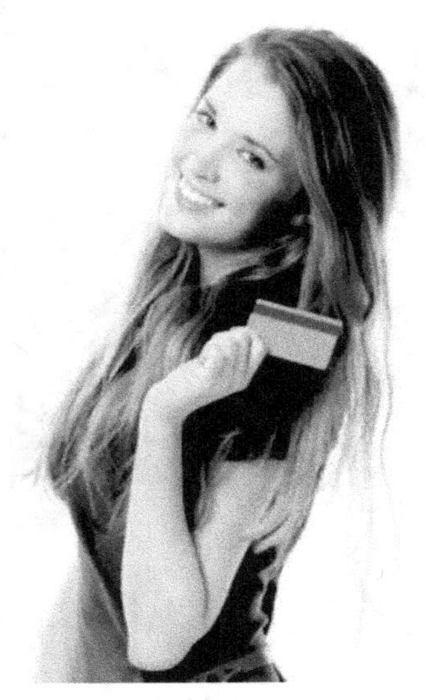

automáticamente subimos de estatus social porque "tengo una tarjeta de crédito, eso quiere decir que ya no soy pobre, que soy mejor que los demás", esos y otros conceptos nos los han vendido en películas, series de televisión, telenovelas, caricaturas, etc. Y que nos hace desear vivir ese estilo de vida.

La verdad, sinceramente hablando, las tarjetas de crédito son un arma de **doble filo**. Donde si tienes un buen control de tus finanzas, puede ser una herramienta que te permite hacerte un poco más fácil la vida, pero si somos como la mayoría de la gente, que no administra sus gastos, se puede convertir en un problema que crece como bola de nieve que se hace más grande y más grande hasta aplastarte.

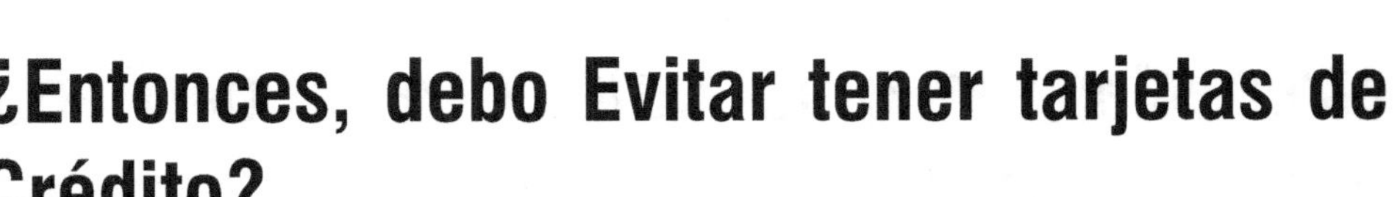

¿Entonces, debo Evitar tener tarjetas de Crédito?

La respuesta correcta sería que no. Según opiniones de especialistas en finanzas uno TIENE que aprender a manejar correctamente una tarjeta de Crédito, ya que es una herramienta que te puede simplificar tus gastos **SI LA USAS CORRECTAMENTE.** Incluso algunos especialistas mencionan que ANTES de tener una tarjeta de

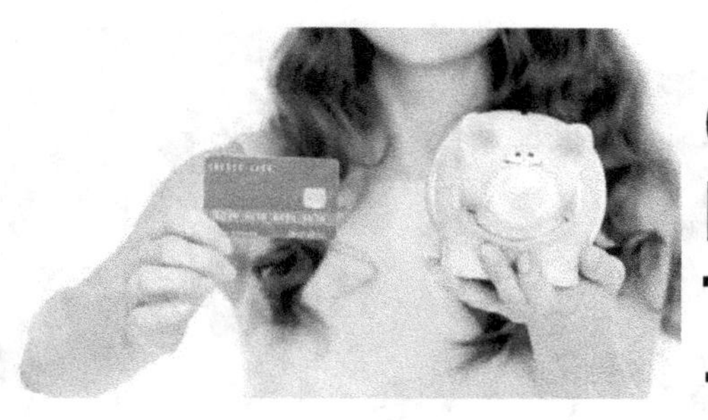

crédito debes de estar consciente de que: **LO QUE TU PAGUES CON TU TARJETA O TARJETAS NO DEBE DE EXCEDER DEL 70% DE TUS INGRESOS.** ¿Ven la importancia de hacer la tablita de mis ingresos y mis gastos?

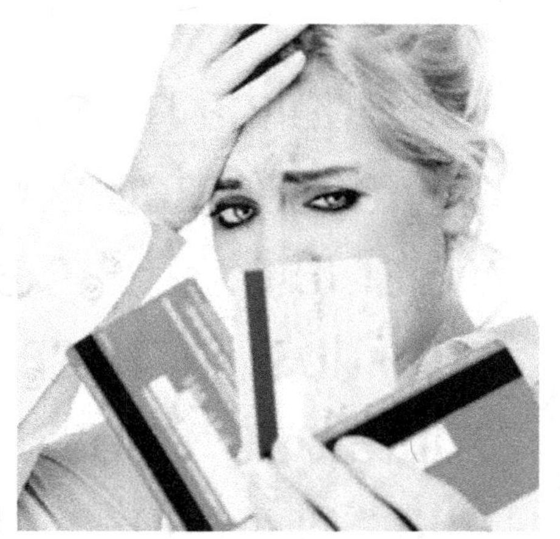

Esto quiere decir que para que estés bien con el control de tus gastos y no se convierta en un problema pagar tus tarjetas, debes tener claro cuánto ganas y establecer el MONTO MÁXIMO que puedes gastar de este crédito. Sin importar que la tarjeta tenga un crédito disponible mayor. Y ES MUY IMPORTANTE QUE NO LO REBASES. Ni "sólo por esta vez" "solamente fue un pequeño gasto", "es que está de oferta" "es que no traigo efectivo en este momento", "es que está a X meses sin intereses", "es que tengo que aprovechar la oportunidad". ¡NO! No caigas en excusas ni en justificaciones. Por eso es muy importante que tengas fuerza de voluntad para que no sobrepases este límite. Y conste que lo decimos por tu bien.

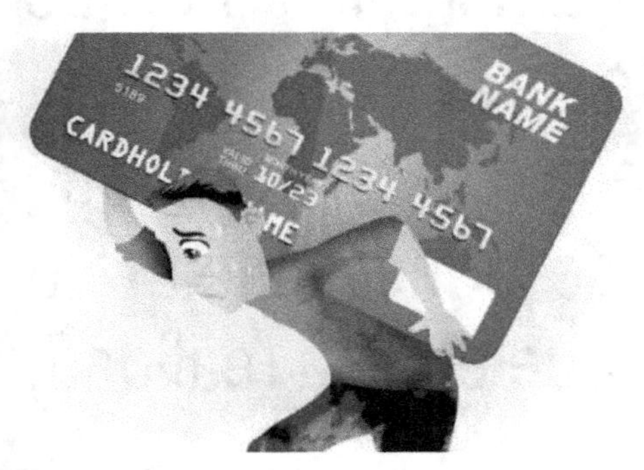

LA TARJETA DE CRÉDITO NO ES DINERO EXTRA

Este es un error que muchos cometemos: Pensar que como tengo tarjeta de crédito

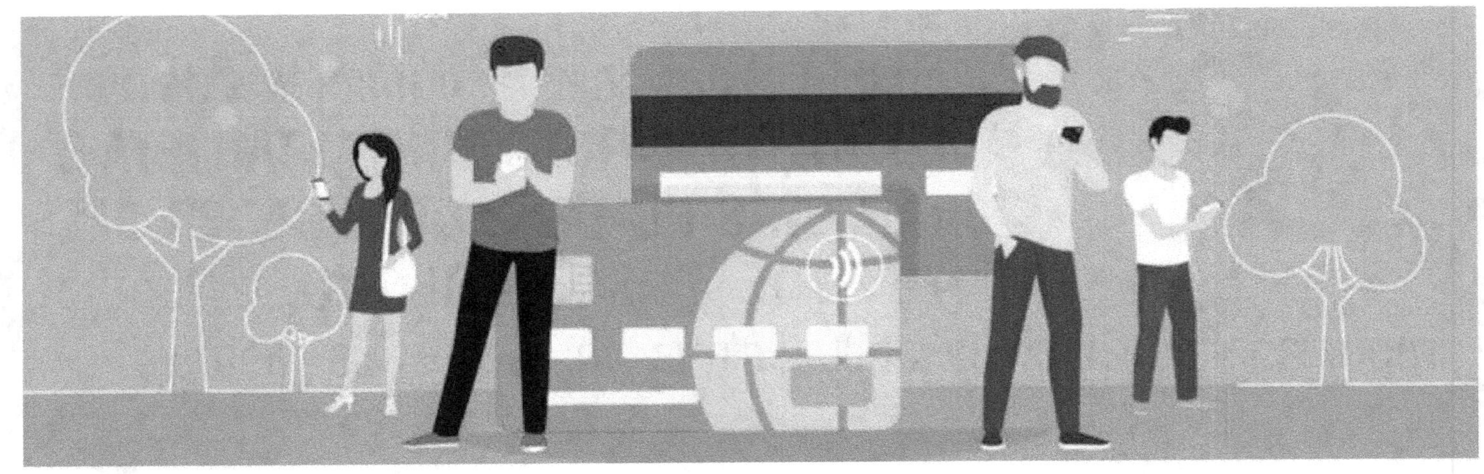

"se duplica mi dinero" o "aumenta mi poder adquisitivo" o "¡Ya soy de los ricos! Y ahora sí puedo darme mis lujos, voy a poder viajar, etc.". Esto es a final de cuentas una ilusión. Sí es cierto que nos lo hacen creer en las tiendas, en las películas y sobretodo en los comerciales: Que al tener Crédito, "Ya eres de la Alta Sociedad" y tu vida va a ser de lujos y privilegios a partir de ahora, porque "con el poder de tu firma puedes pagar las cosas". Como mencioné antes, las tarjetas de crédito pueden ser una herramienta que te ayude a administrarte mejor para que no estés tan "apretado de dinero". **PERO NO ES DINERO EXTRA EN TUS BOLSILLOS. ES UN PRÉSTAMO Y POR ESE PRÉSTAMO, SI NO LO PAGAS COMPLETO, TE VAN A COBRAR INTERESES Y ES BASTANTE DINERO DE INTERESES Y MIENTRAS MÁS TE ATRASES EN PAGAR MÁS SUBE TU DEUDA.** Obviamente, pues es negocio de los bancos y Tiendas departamentales. Porque

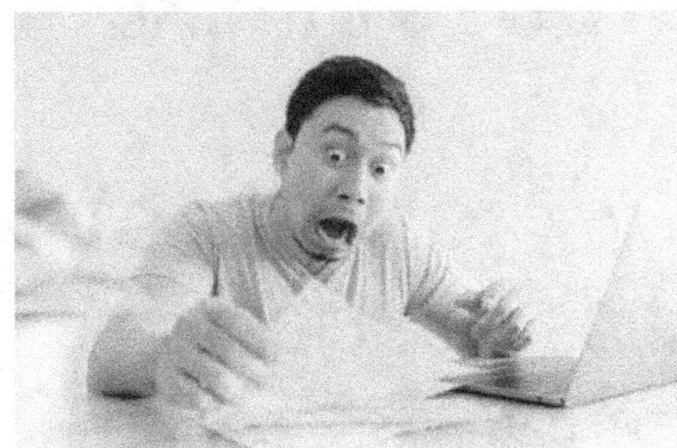

saben que la mayor parte de la gente se va a atrasar en algún momento y tendrán que pagar intereses. Ahí es de donde sacan su ganancia los bancos, porque es una realidad, que la mayoría de las personas no saben administrarse, no controlan sus gastos y como muchas veces sucede, tampoco les gusta encargarse de las finanzas porque requiere responsabilidad.

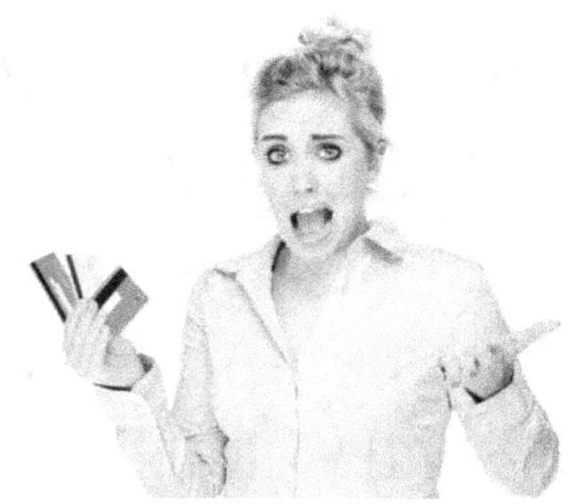

¿Qué es lo que pasa? Que la mayoría de las personas compran muchas cosas indiscriminadamente (y muchas veces son cosas que no necesitan), porque piensan (o creen) que porque no están "pagando" físicamente el dinero en ese momento, no sienten que están vaciando su cartera o su cuenta bancaria. Justo como comenté antes, como "creen" que tienen más

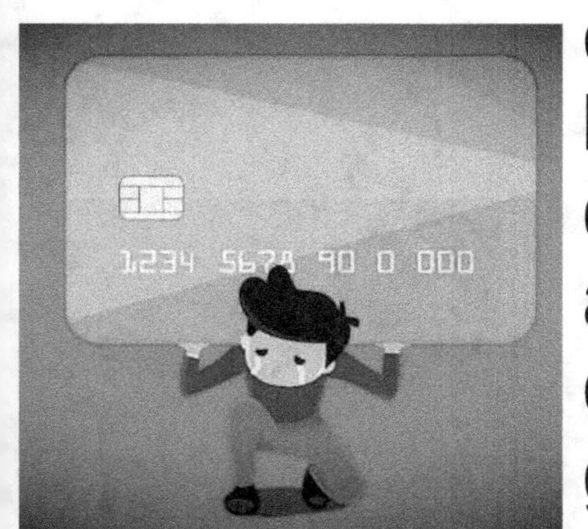

dinero gastan sin darse cuenta más dinero de lo que están ganando. Y aquí es donde empieza el problema. Es donde se empiezan a atrasar y empiezan las llamadas de los cobradores, las notificaciones, etc. Lo que genera mucha angustia, frustración desesperación y en casos graves enfermedades causadas por la presión y preocupación de "no poder pagar"

¿Entonces qué hago?

El tema de los créditos, así como los de manejar una tarjeta o tarjetas de crédito, es un poco complejo de desarrollar, así como explicar un correcto uso de las tarjetas, porque influyen varios aspectos. Sin embargo, verificando varios trabajos sobre finanzas, la mayoría de los expertos recomiendan las siguientes acciones para tener un manejo adecuado de las tarjetas de crédito y obtener beneficios mayores a largo plazo:

A) Conoce tus Finanzas

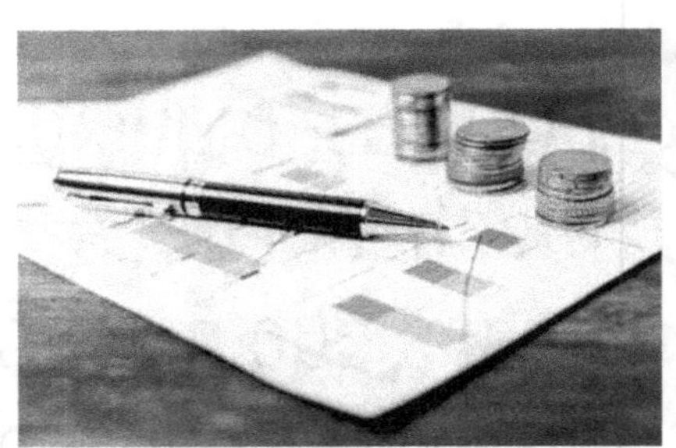

Lo dijimos antes y lo recalcamos ahora. Es indispensable saber dónde estamos parados y en qué condiciones. Saber cuánto dinero entra a tu bolsillo y cuánto sale, así como en qué cosas gastas tu dinero.

B) Gasta Máximo el 70% de tus Ingresos usando tu tarjeta.

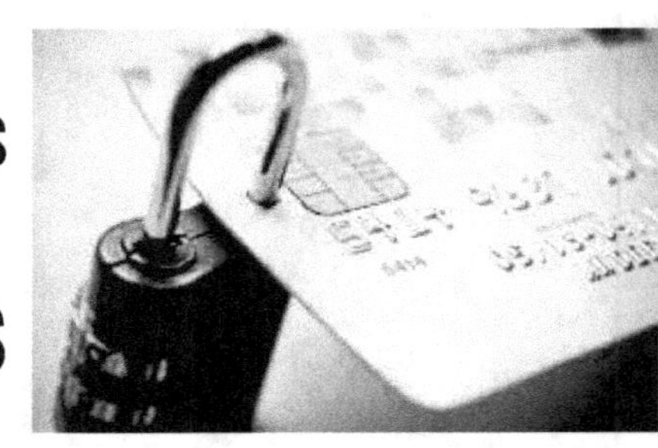

De esta manera **NUNCA TENDRÁS PROBLEMAS** para pagar tu tarjeta totalmente, así como evitar pagar intereses.

C) Siempre págala totalmente antes de la fecha límite de pago. De preferencia en tu fecha de corte.

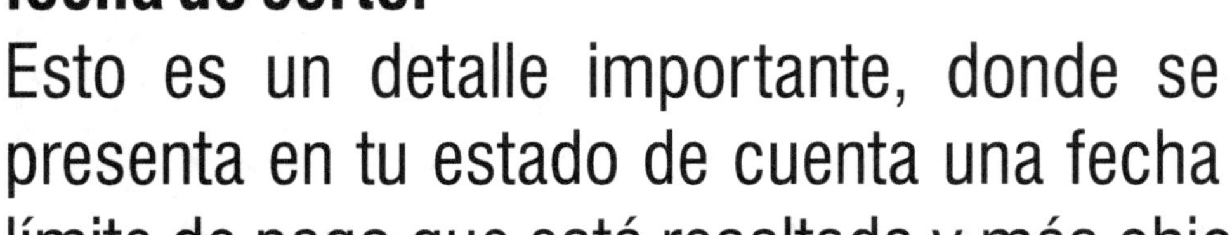

Esto es un detalle importante, donde se presenta en tu estado de cuenta una fecha límite de pago que está resaltada y más chico tu fecha de corte. Acostúmbrate a pagar tu tarjeta máximo el día del corte de manera total. Así no pagarás intereses.

D) Nunca Realices el "Pago Mínimo", siempre debe ser más.

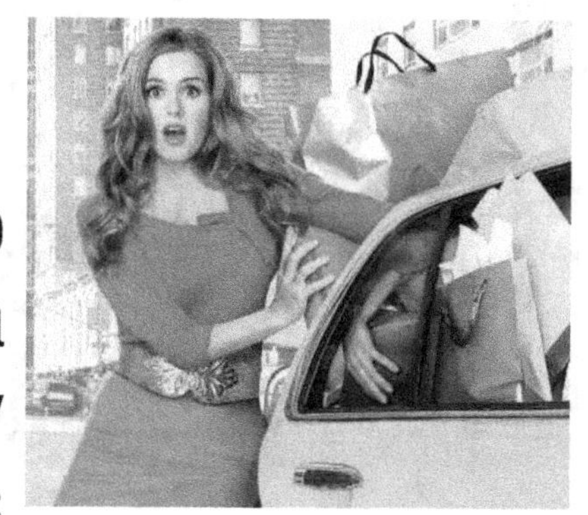

Lo más sano y recomendable es que siempre pagues tu tarjeta totalmente. O sea que por decir un ejemplo: "Si gasté 10, pago esos 10". **Ya que si solamente pagas "El Mínimo", solamente estarás pagando los intereses, pero tu deuda NUNCA SE ACABARÁ.**

E) No realices compras compulsivas.

Se dice fácil, pero la verdad cuesta mucho trabajo hacer esto. Porque cuando tienes la "facilidad" de comprar algo se nos hace muy sencillo y muchas veces compramos cosas que no necesitamos, o por querer impresionar a otras personas.

F) COMPRAR NO ES UNA TERAPIA

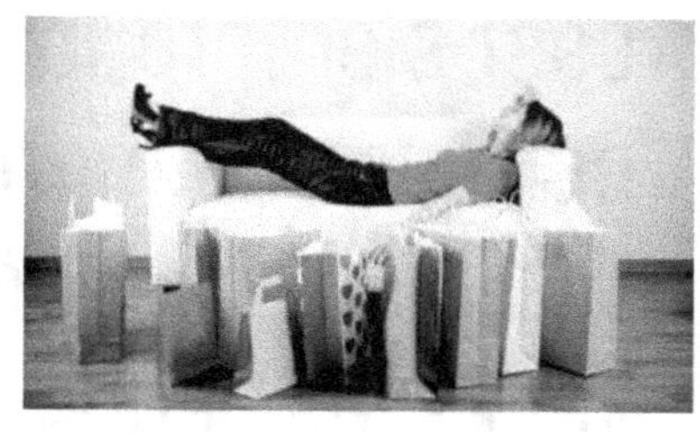

Una idea equivocada que tiene la gente es que cuando estás deprimido debes de salir a comprar para animarte. Puede que de momento sí te levante el ánimo, pero si gastas dinero que no tienes, en el futuro inmediato tendrás problemas y te deprimirás más. Si estás deprimido es mejor buscar alternativas que sí te ayuden como una terapia, libros de superación o cambiar tu rutina haciendo cosas positivas y diferentes, por decir algunos ejemplos.

G) Evita asistir a las "Grandes Ofertas", a menos de que haya algo que realmente necesites y de verdad esté barato.

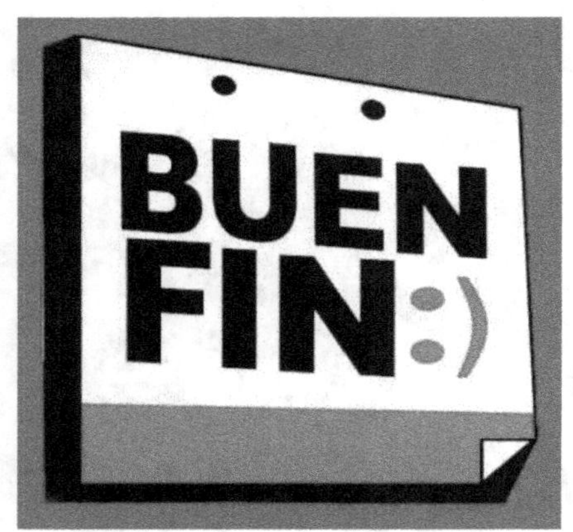

Regularmente muchas tiendas, (especialmente las más caras) de repente tienen sus "Ventas Nocturnas", "Baratas de Otoño" o "El Black Friday" o como se maneja en español "El Buen Fin". Donde "supuestamente" hacen super descuentos en "cosas caras" o que te dan "meses sin intereses" con tarjeta de crédito… Pero es el gancho. La mayor parte de las "ofertas" son en aparatos caros o "de lujo" que, normalmente la gente no necesita o que ya los tiene. Pocas veces esas ofertas son en cosas que realmente te benefician o artículos de primera necesidad como: Refrigeradores, Lavadoras, Estufas, Hornos de microondas, ahí casi siempre lo que ofrecen son muchos meses sin intereses pero normalmente no les bajan el precio o es mínimo el ahorro. También hay que ser conscientes. Muchas veces las tiendas inflan los precios antes de estas "Super ofertas" donde el precio ya con el descuento es prácticamente el mismo o la única ventaja es que son "meses sin intereses". A lo que vamos con esto es que nos atraen, con la publicidad de que es el momento de "aprovechar" y la gente va en un frenesí de compras a gastar

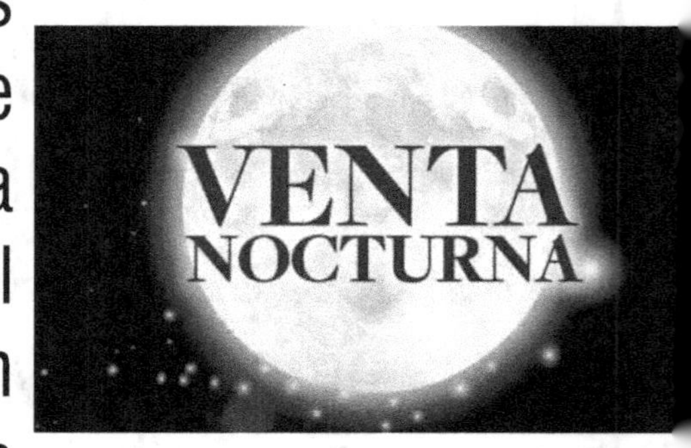

o más bien despilfarrar dinero que no tiene en muchas cosas, donde como siempre las compras son con la tarjeta a meses sin intereses, se te hace fácil comprar esto, aquello, esto otro, etc. Y crees que vas a pagar poquito, pero de todos esos poquitos se junta un pago grande mensual y una

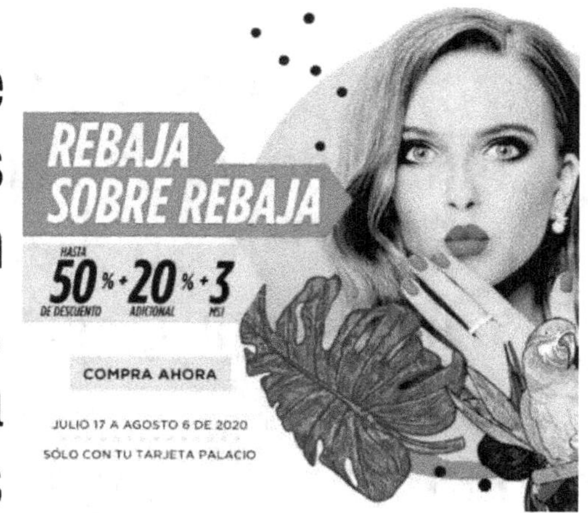

gran deuda de la cual no te vas a poder librar durante mucho tiempo (mínimo 2 años o más).

H) Usa tu tarjeta de crédito para pagos fijos.

Un uso inteligente de las tarjetas de crédito, puede ser para que allí domicilies todos tus gastos fijos (Pago de la Luz, Gas, Teléfono, Internet, Renta, etc.). Como siempre teniendo en cuenta tu tope máximo de pago. ¿Qué ganas con esto? Por un lado,

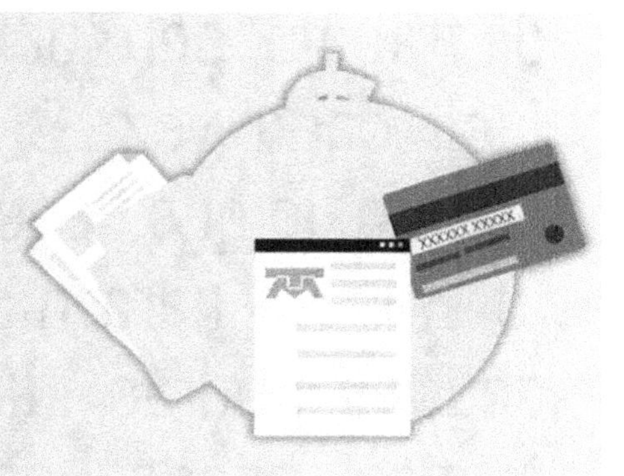

ahorrarte el tener que ir a pagar estos servicios por separado, a veces si pagas con tarjeta de crédito te dan algún pequeño descuento o pequeño beneficio. Lo importante es que tu efectivo lo sigues teniendo disponible para pagar tu tarjeta, o si se presenta alguna oportunidad de negocio donde puedas obtener alguna ganancia con una inversión (OJO tiene que ser una cantidad que no te desbalancee si no obtienes las ganancias esperadas o te tardas en recuperar lo invertido), o si necesitas comprar mercancía para tu negocio (en caso de que tengas uno), puedas tener ese dinero disponible para que esté circulando y generándote ganancias. Pero aquí tienes que ser muy cuidadoso y asegurarte de tener el dinero para pagar tu tarjeta para no generar intereses.

l) Planea tus pagos. Siempre aparta el dinero del pago de tu tarjeta o tarjetas.

Planear y organizar tus pagos siempre es bueno. Al principio puede parecer un poco complicado. Pero recuerda, los comienzos en casi todo cuestan un poco de trabajo; pero poco a poco te irás acostumbrando y será más fácil cada vez. Si ya tienes organizado, de preferencia por escrito, lo que tienes que pagar y en qué fechas, dentro de poco tu vida se hará más fácil y podrás ahorrar dinero o si tienes deudas podrás irlas eliminando de tu vida de forma mucho menos pesada. Las personas Exitosas (independientemente del dinero que tengan) normalmente tienen programados sus gastos, así como sus pagos. Eso les permite tener la mente despejada y ocuparla en su trabajo, en otras cosas, crear formas de tener nuevos ingresos. Así como disponer de un crédito en caso de ser necesario, ya sea para una casa, un auto, etc.

Hasta aquí tocamos el tema de las tarjetas de Crédito. Como dijimos es un tema complejo, que tiene muchas aristas, por lo que tratamos de simplificarlo lo más posible. Si llega a tu vida la oportunidad de obtener una o dos tarjetas de Crédito es importante que sigas estos pasos de forma constante o igual, consultes algunos libros y/o cursos de manejo de finanzas. Para que tengas un mayor conocimiento y dominio de tu dinero, para que tú controles tu vida económica y no sea al revés.

6.- TEN MÁS ENTRADAS DE DINERO/PON A TRABAJAR TU DINERO

Este es un tip que recomiendan muchos expertos en finanzas, así como también personas que son exitosas cuando comparten sus "secretos" de cómo se han vuelto triunfadores o cómo salieron de ser pobres a ser ricos.

No quiere decir que trabajes incansablemente, sino que busques hacer más dinero ya sea invirtiendo alguna cantidad para obtener ganancias o generando algún tipo de negocio que te dé ingresos extra.

No es un secreto, mucha gente lo hace, pero es importante que lo hagas, ¿Por qué? La razón es simple: **nunca sabes si tu fuente de trabajo principal va a dejar de existir.** Con la pandemia lo hemos visto, mucha gente perdió muchos empleos y se la vio o se las sigue viendo muy difícil para mantenerse a

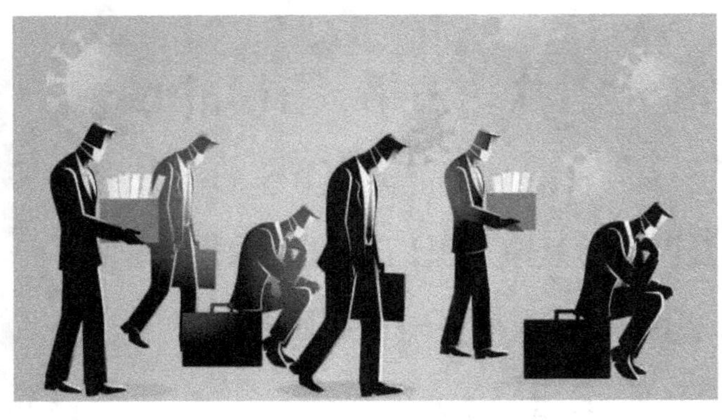

flote, pero si generas un ingreso extra, cuando la vida te dé un golpe, puede que te tambalees, pero no te vas a caer porque estás preparado. Esto de hecho lo comentamos en otro número anterior, pero es muy útil, yo lo vi con mis abuelos. Ambos trabajaban, pero el ejemplo principal lo vi con mi abuela. Ella supo descubrir sus talentos y buscó la forma de explotarlos para tener más dinero. Trabajó una temporada como costurera en una fábrica. Ahí aprendió y se volvió una experta en corte y confección. Juntó dinero y se compró una máquina de coser y se salió de la fábrica. Ahí se puso a ofrecer servicios de compostura de ropa y también confección. Hizo

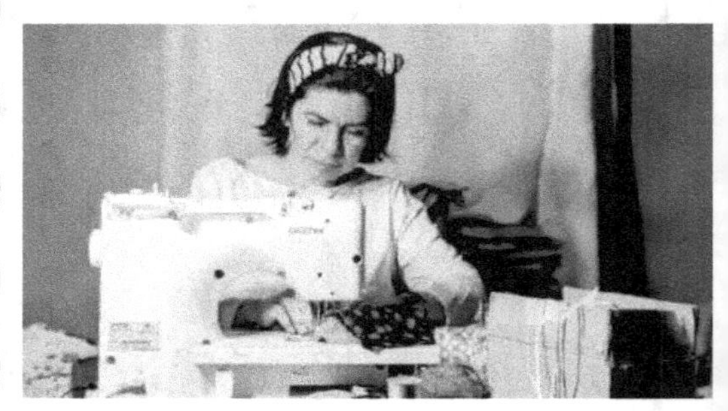

mucha ropa para los vecinos, para sus hijos, después para sus nietos y le gustaba y le generaba ganancias. No sólo eso, siempre cocinó rico, también se anunció y vendía comida por encargo, especialmente mariscos. Ellos eran de Veracruz y muchas veces se iba para allá o para Oaxaca y traía mercancía, quesos, café, pescados, etc. y lo vendía. Le hacían los pedidos, se iba a traer la mercancía y venían los vecinos por sus pedidos. Allí siempre

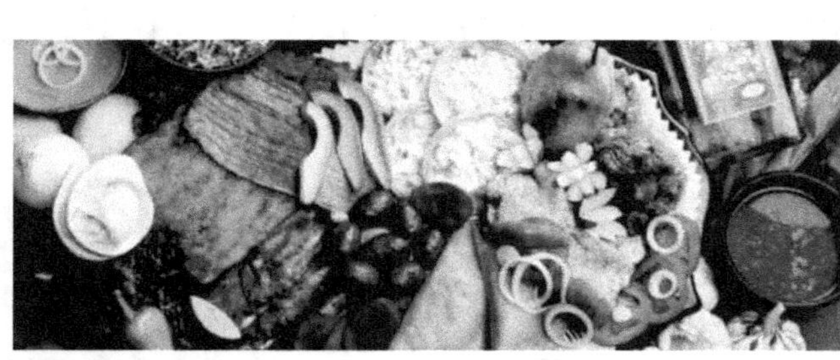

había gente visitando a mi abuela, vecinas, clientes, platicaban tomaban un café, chismeaban y siempre se la pasaban a todo dar.

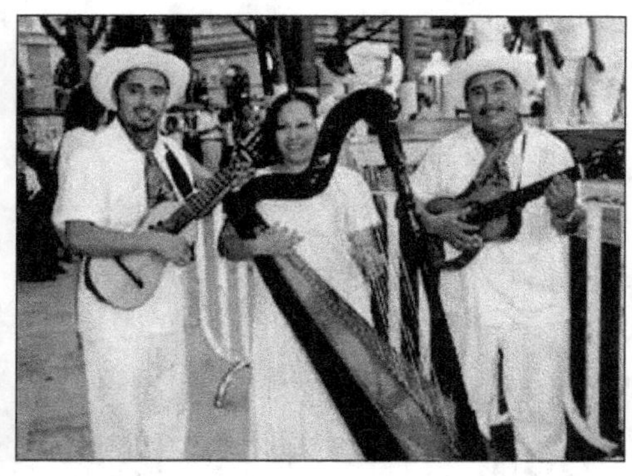

Además de que no trabajaba todo el día. Mi abuelo era un Músico que trabajaba en un restaurante de Mariscos y también le conseguía clientes a mi abuela para los trajes de los músicos, para llevar pedidos al restaurante, etc. También era carpintero y hacía uno que otro mueble sobre pedido. Toda su vida trabajaron y nunca vi que tuvieran problemas de dinero y eso que no tenían muchos estudios. Ellos llegaron de Veracruz a la CDMX sin nada y lograron tener su casa propia. No fue fácil, pero nunca dejaron que las adversidades los superaran.

Aquí es donde tú tienes que hacer un análisis: ¿Qué sabes hacer? ¿Para qué eres bueno? ¿Qué habilidades tienes? ¿Qué cosas haces bien? Una vez que las descubras, planea cómo sacarles provecho.

7.- CAPACÍTATE

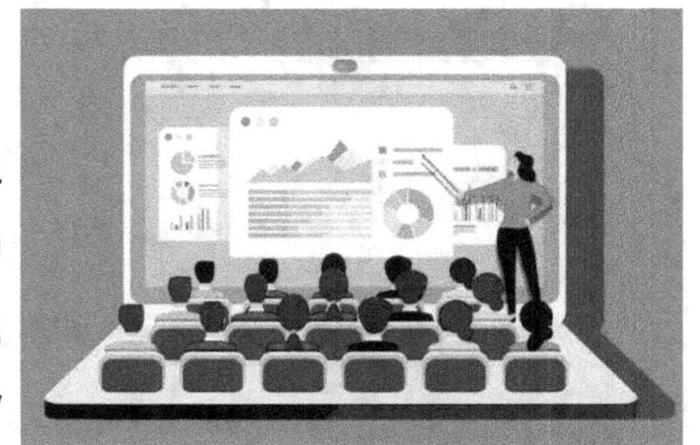

La Educación siempre va a ser una inversión que te va a redituar, quizá no inmediatamente pero a futuro verás los resultados. Descubre tus talentos y busca la forma de hacerte un profesional en ello, por decir un ejemplo: ¿Te gusta bailar? Pues ve a cursos, a escuelas y conviértete en un bailarín profesional o

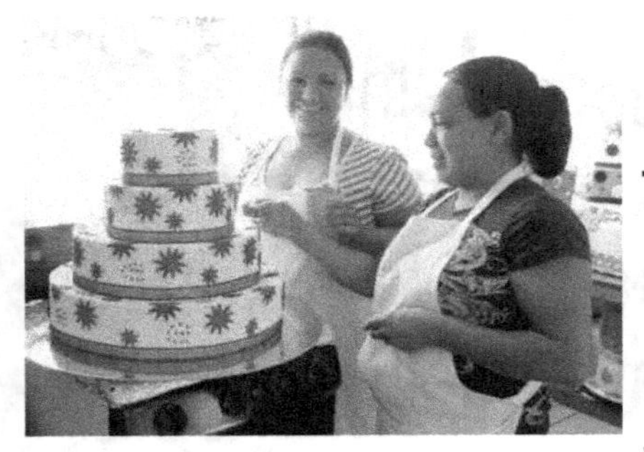

pon tu escuela de baile. ¿Te gusta cocinar y tienes buen sazón? Pues lo mismo. ¿Te gusta maquillarte? Sé un maquillista profesional y llega lejos, da cursos. ¿Te gusta la música? Ve a cursos, aprende a tocar uno o varios instrumentos, forma una banda... ¿Ves cómo se va abriendo la gama de posibilidades? Incluso por ejemplo, ahorita mucha gente ha encontrado en las redes sociales una forma de darse a conocer o de tener ingresos, hay gente que da cursos de muchas cosas, que genera su propio contenido, que da tips, que le gusta el

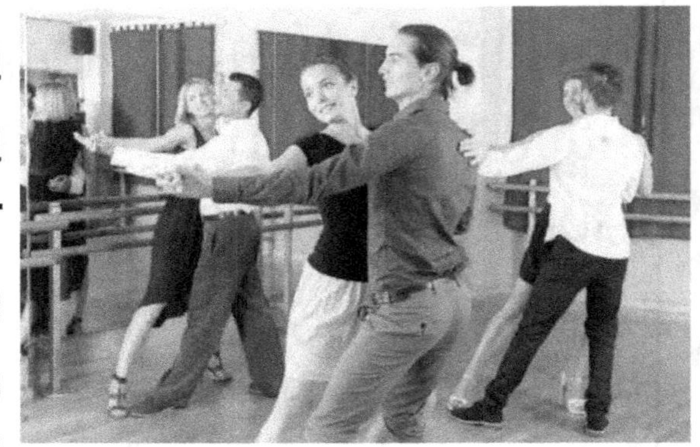

chisme y pues critica cosas o comenta las noticias o chismes de la farándula. O que a través de las redes sociales se promociona, toma pedidos, vende cosas etc. Pero el conocimiento y las herramientas no te va a llegar solo, tampoco es cosa de 5 minutos o de una semana. Pueden ser meses, 1, 2 o 3 años... Todo depende de qué tan grande es tu sueño y qué tan lejos quieres llegar. El capacitarte no es un gasto, es una inversión y para eso sirve el que sepas administrar tus gastos y ahorres. Y ahorita con esta pandemia, puedes aprovechar las facilidades que se han creado para muchos cursos en línea.

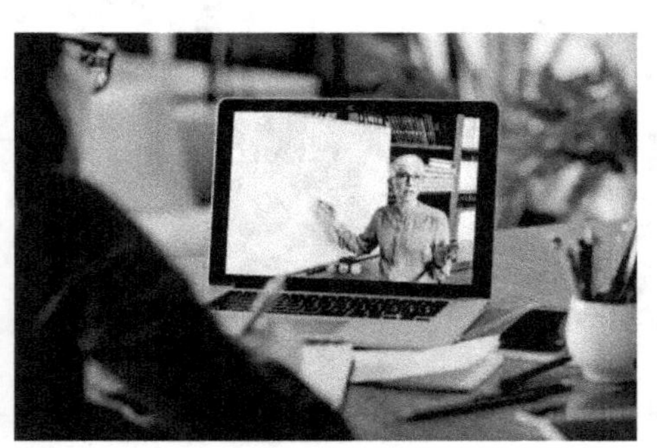

Incluso ya hay muuuuchos cursos en youtube disponibles de

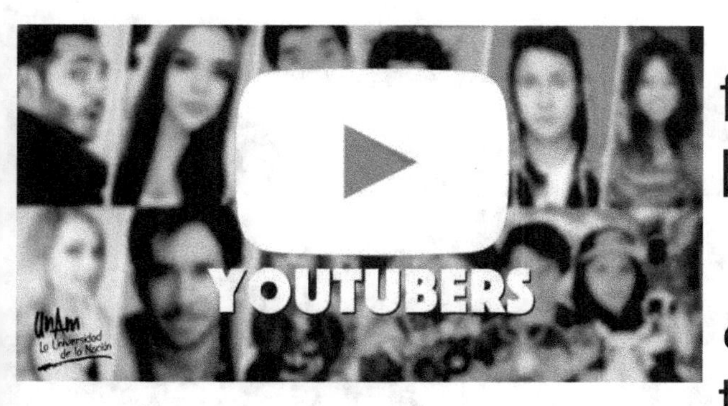

forma gratuita. Es cuestión de buscarle. Pero sí es posible.

¿Cómo ven? ¿Les gustaron estos tips? Cuéntenme sus opiniones a nuestro correo mundogay.revista@gmail.com sus críticas, opiniones serán bienvenidas.

Como les dije desde el principio "salir de pobre" es posible, pero no hay "Soluciones Rápidas", ni tampoco Va a llegar "el príncipe azul" a resolverte la vida. Todo esto es un proceso que al principio puede ser difícil, pero si eres constante, con el mismo paso del tiempo vas a ir viendo resultados. Si trabajas en tu interior y tienes paz, así como estabilidad emocional, podrás tomar las riendas de tu vida para ir transformando tu mundo para llegar a tener la vida que tú deseas y mereces tener. Cada progreso y pequeña victoria que vayas teniendo será una motivación para que sigas adelante. Eso sí, habrá gente que te va a decir que "Es muy difícil", "Que es una pérdida de tiempo" que te van a criticar y tratar de que desistas para que te quedes estacado como ellos...

Pero si estás decidido, decidida, decidide, tú podrás construirte una vida maravillosa. Yo sé que tú puedes.

DISCRIMINACIÓN ENTRE NOSOTROS

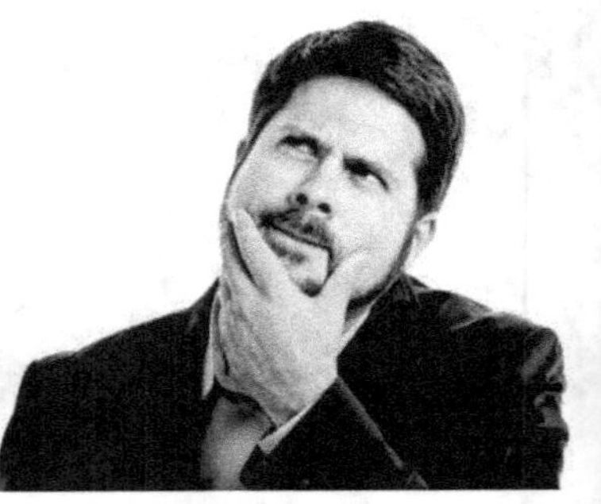

Queridos lectores, ¿cómo han estado? ¿Qué tal la están pasando en estos días? ¡Ya empiezan los calores! A ver cómo nos va con la primavera.

En esta ocasión vamos a tocar un tema del que todos hemos oído hablar o hemos vivido en carne propia. En mi opinión no debería de ser, pero incluso hoy en día sigue vigente. Estoy hablando de la Discriminación dentro de la Comunidad LGBTTTIQ+, una situación que incluso muchos ven como "algo normal" o parte de ser LGBTTTIQ+.

Es curioso, pero la gente cuando sale de clóset, (por ejemplo yo), esperaba encontrar aceptación incondicional y apoyo en otras personas homosexuales, pero en mi caso, me llevé una sorpresa al encontrar que el ser LGBTTTIQ+, no significa que seas incluyente. Muchos miembros de la comunidad nos dicen muchas cosas ofensivas así como insultos cordiales o también expresan abiertamente su rechazo hacia ciertos miembros de la comunidad LGBTTTIQ+.

Las clásicas frases de "es que eres una pasiva", "Yo con lenchas no me junto", "amanerados no", "se te ve el nopal en la cara", "No me gustan la jotitas", "Si se te sale la pluma, mejor pasa de largo", "No me laten las trasvestis", "yo no me llevo con machorras", "jotita y naquita", "yo con indios ni a la esquina"… La lista de comentarios ofensivos puede seguir y seguir y son sólo una muestra del tipo de agresiones que nos damos entre nosotros mismos.

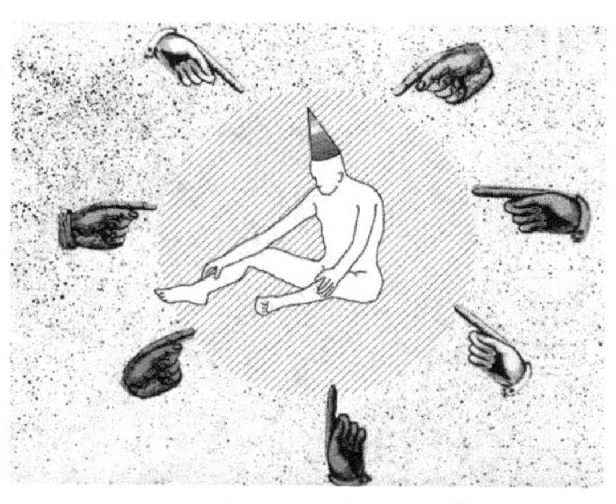

Es una paradoja donde nosotros, siendo una de las Comunidades Más Atacada y Agredida por casi todos los sectores de la sociedad, en lugar de estar unidos como lo que realmente deberíamos de ser: Una Comunidad, entre nosotros mismos nos estemos metiendo el pie y agrediéndonos de formas verbales, emocionales o físicas.

¿Por qué nos agredimos entre nosotros?

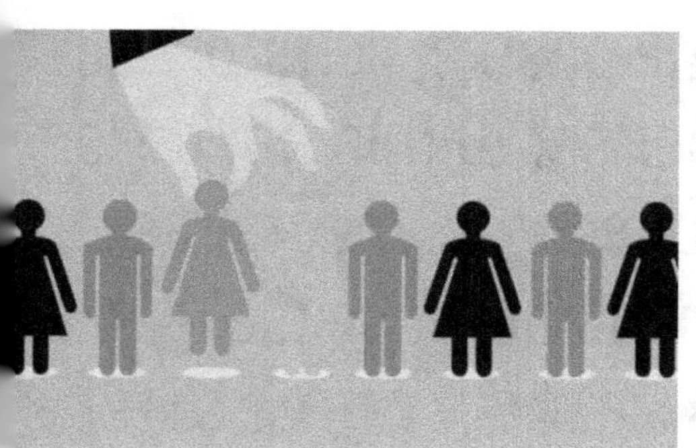

A ciencia cierta, creo que no se sabe todavía una razón concreta, ya que los seres humanos tendemos a ser seres complejos y muchas veces no contamos o no podemos expresar con claridad el "por qué" hacemos lo que hacemos. Como teoría, se tiene que los seres humanos, instintivamente buscamos reunirnos con nuestros congéneres, con gente con la que nos sentimos a gusto y

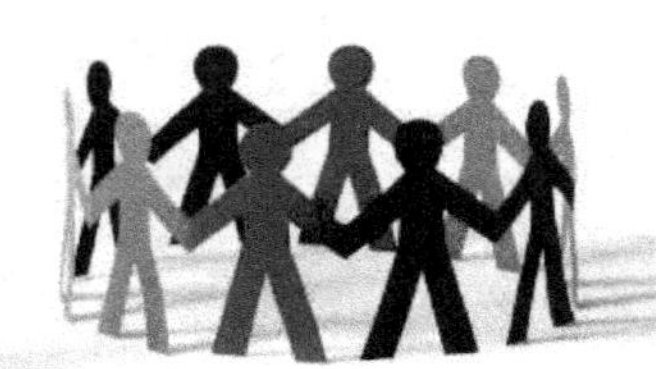

con los cuales compartimos opiniones e intereses.

Al principio, antes de que se empezaran a tener derechos y poder salir al mundo y poder decir "¡Aquí estoy, yo soy así y si les gusta bién y si no... me vale!", la vida era bastante dura y difícil.

Pero ¿qué ocurría? Antes, la diversidad seguía existiendo, pero no estaba visible, no era fácil poder asumir quién eras por tu propia seguridad y uno tenía que vivir en la clandestinidad. Nos decían desde niños: 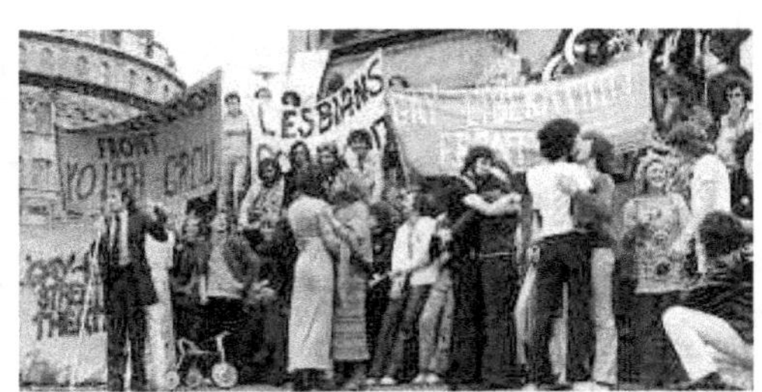
"Sólo hay de dos sopas: Hombre y Mujer, los hombres y las mujeres se enamoran, se emparejan y ya. No existe nada más". Lo primero que empezó a hacerse visible era la Homosexualidad y el Lesbianismo, no porque no existiera antes, sino porque fue lo primero que vieron los heterosexuales. Entonces empezaron a reprimir la "homosexualidad" y esto no será una clase de historia jejejeje, pero es un punto de partida. Conforme pasó el tiempo y se empezó a luchar por hacerse visible, por poder ser tú mismo, de la manera que tú eres: auténtico, sin tener que usar máscaras... sucedió que mucha gente no se identificó con la homosexualidad,

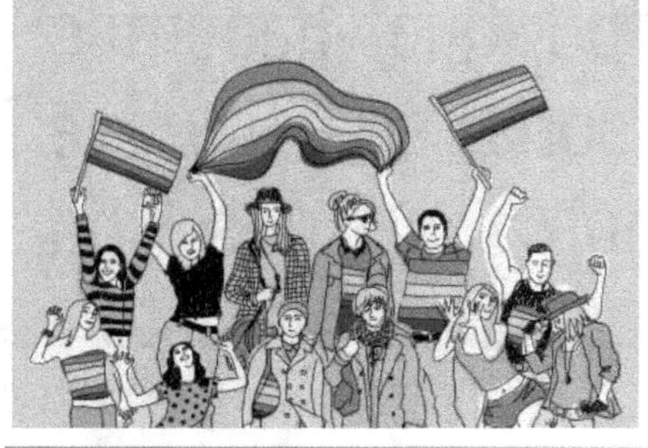

porque había bisexuales, travestis, transgéneros, queer, no binarios, etc. Es por eso que la Diversidad es tan amplia y se agregaron más letras al colectivo nadamás era

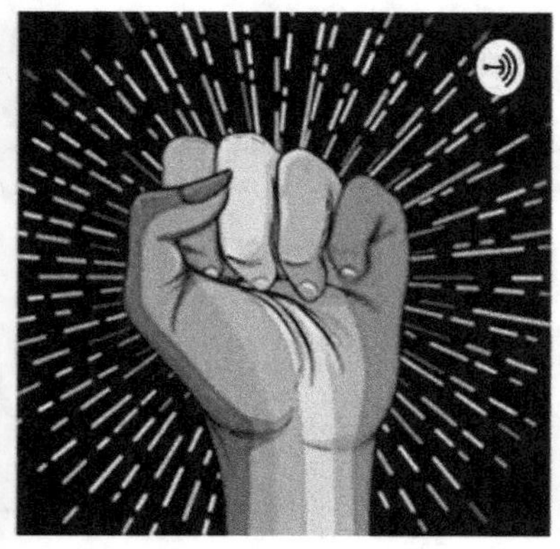

"LG" de Lésbico Gay, porque no sentían que la palabra Gay o Lesbiana los describiera.

La lucha ha sido difícil y se han perdido a muchas personas en el camino por defender tu derecho a ser quién eres y vivir de manera libre... por lo que se han obtenido algunos triunfos y avances. Repito: ALGUNOS. Sin embargo, muchos piensan que porque se han logrado esos pequeños triunfos ya no hay nada qué hacer.

Suponemos que al pensar que había un Enemigo Común las personas estaban unidas. No es por especular, pero con la aprobación del matrimonio igualitario en algunos Países, la mayor parte la gente, en especial los jóvenes de nuevas generaciones piensan que ya no hay nada que hacer. Y con esto, la comunidad perdió unidad al comenzar a disgregarse. Es decir, en teoría, las Lesbianas, permanecieron interactuando entre ellas, los gays se dividieron o clasificaron, debido a características físicas como osos, twinks, femeninos, travestis, bisexuales, etc.

Finalmente, las sociedades están atravesadas por premisas como que las personas, sin importar si son heterosexuales u homosexuales, tienden a seguir o relacionarse con iguales. Una de las actitudes negativas que toman es que estas personas rechazan, o al menos intentan no relacionarse con quienes no califican en su radar social.

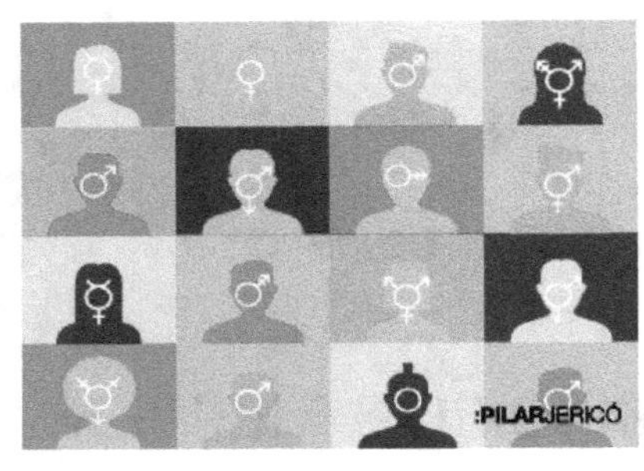

En otras palabras, las personas LGBTTTIQ, consciente o inconscientemente replican la misma discriminación que aplica el resto de la población. A final de cuentas, nos educaron con prejuicios, machismo, etc.

Estos prejuicios en primer lugar siempre nos los han impuesto cuando a las parejas gays les preguntan la odiosa y clásica pregunta de: "¿Quién es la mujer?", refiriéndose a quién es penetrado.

Haciendo un análisis de forma rápida. La sociedad tiene muy arraigado el hecho de que la mujer es inferior al hombre, cosa que desde hace mucho se está luchando por cambiar, pero la cultura y las tradiciones son muy 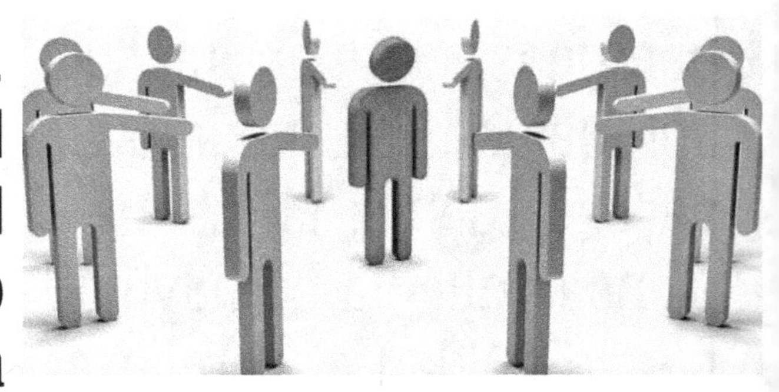 difíciles de modificar. Ellos quieren saber "quién es penetrado" como para saber "a quién voy a hacer menos en la pareja, para dirigirme y tratar con hombre de la relación". Este tipo de educación machista y misógina, inconscientemente la traemos todos. Y es por eso que muchas veces utilizan el término "pasiva" para insultar a otro gay, porque como mencioné, traemos inculcado eso de que si "somos identificados como mujeres, valemos menos".

También imperan los estereotipos, donde muchos rechazan a los que "se les nota", "jotean", "se visten de mujer", o las mujeres "no

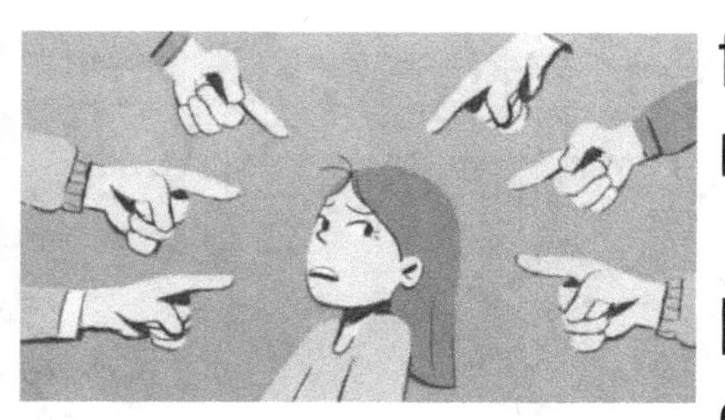

femeninas" donde "me caen gordas las machorras", etc.

Esta clasificación, inconscientemente ha generado que también haya una división y rechazo dentro de la comunidad, cosas que podemos ver en lo que publican en los perfiles las personas en sus aplicaciones de "ligue", donde muchos expresan lo que no les gusta y manifiestan un fuerte rechazo a lo que no. Por ejemplo: "Sólo másculinos, no me interesan mujeres con pito", "no gordos", "no divas", "no me gustan los negros", "estoy buscando un hombre, no una jotita", "Me interesan masculinos, no femeninos", "solamente atléticos, ustedes los gordos y puercos, métanse a un gimnasio" ...y muchas así.

Estas agresiones se han manifestado cuando uno se mete a grupos en alguna red social, grupos de convivencia, en el ambiente laboral, donde a final de cuentas, el rechazo y discriminación hacia nosotros no ha

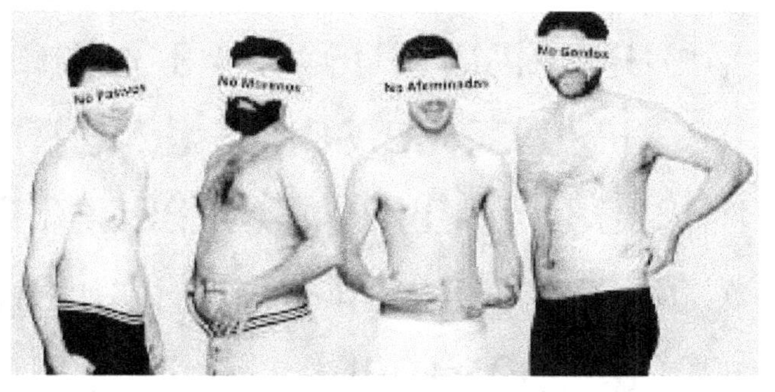

terminado y en lugar de apoyarnos, he visto cómo se viborean chicos gays que no se caen bien, se critican por sus manerismos, por no ser masculinos, etc. De igual manera a las chicas lesbianas. comentarios como "Yo no discrimino a nadie, pero no me caen bien las lenchas. Prefiero evitar el contacto con ellas". Por decir un ejemplo: Las chicas trans siguen siendo unas de las más

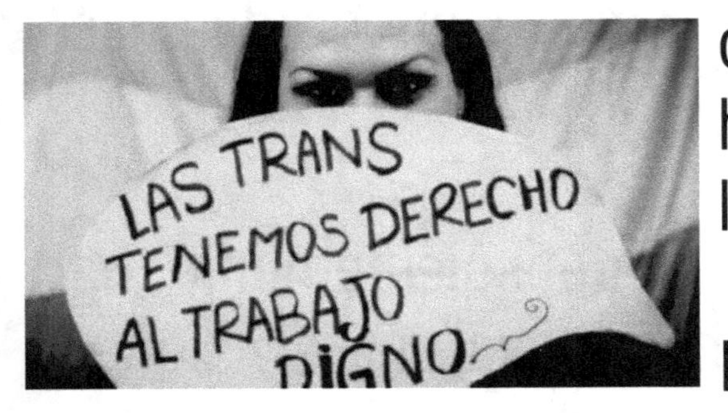

discriminadas tanto por los heterosexuales así como por miembros de la comunidad LGBT.

María 38 años, México.- Es muy difícil ser una chica trans en México y en otros países de América Latina, donde son más machistas. Especialmente si como yo, estás a mitad del proceso para cambio de sexo. En varios trabajos me han tratado muy mal. Casi todos me han rechazado: los heterosexuales me echan habladas, las mismas mujeres incluso le han hablado a los policías en mi trabajo y en otros lugares como un gimnasio para que me "saquen del baño de mujeres" porque según ellas "no soy mujer". Los hombres tampoco quieren que me meta al baño de hombres porque para ellos "no soy hombre". Una aprende a lidiar con estas situaciones, al principio me dolía mucho. Especialmente cuando encontré rechazo de personas de la misma comunidad, donde yo pensé que me iban mínimo a entender, me encontré con que se incomodaban con mi presencia y buscaban pretextos para irse. Los que creo que pasan por menos rechazo son las mujeres trans que están en proceso para cambiar su sexo a hombre. Supongo que no llaman tanto la atención por sus rasgos físicos como nosotras que pasamos de ser hombres a ser mujeres. Les agradezco haber tomado mi testimonio, porque considero que es importante hacer visibles este tipo de situaciones, donde la gente prefiere "no saber", pero bien que

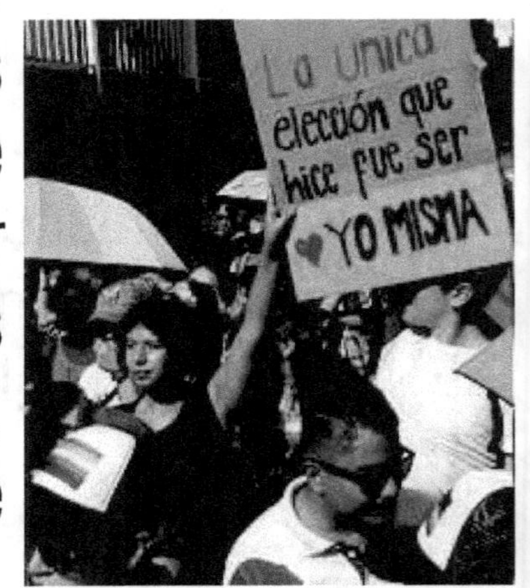

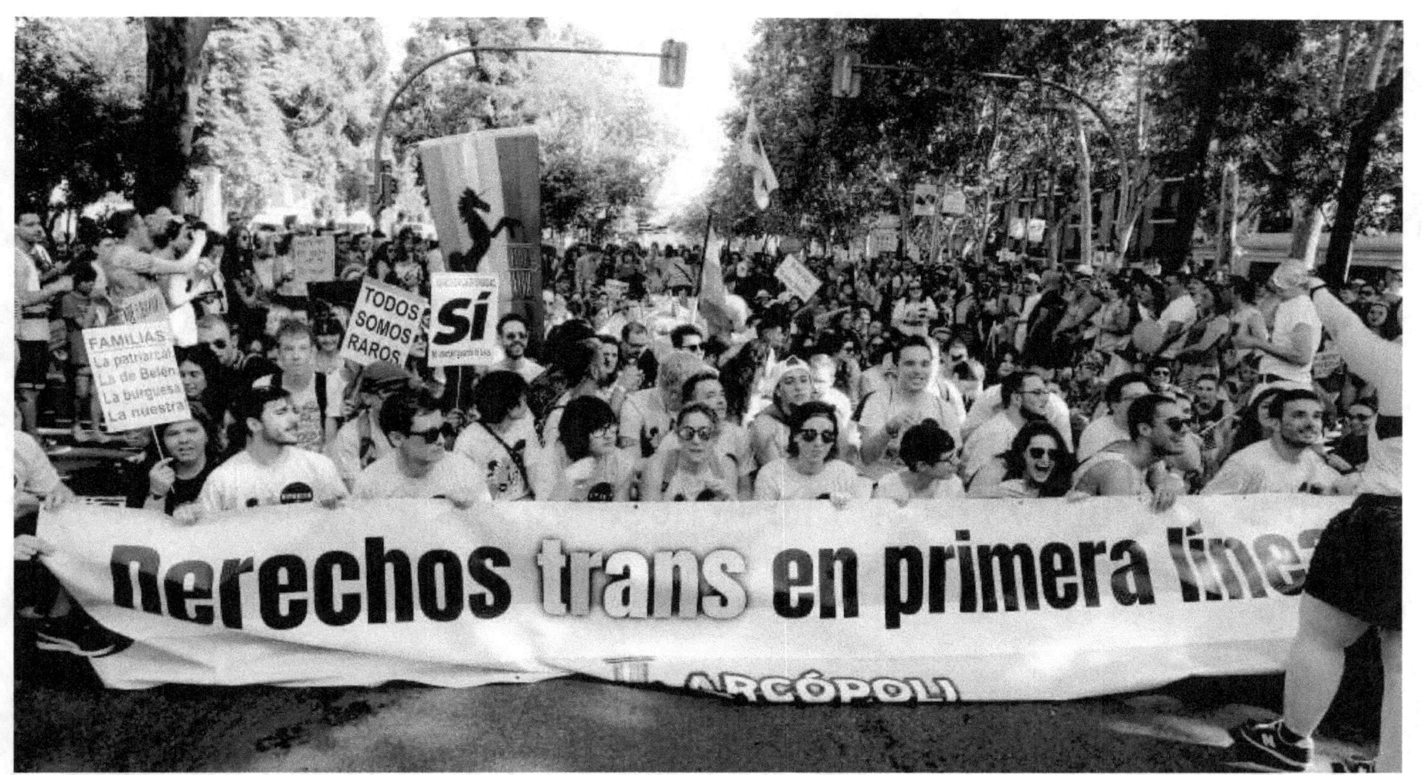

es culera con una. Obviamente no todos son así, yo recuerdo a un chico que era gay que sí me habló en la cafetería del trabajo y platicamos. Él me dijo al principio: "Oye, disculpa si en algún momento hago algo o digo algo que te haga sentir mal porque no es mi intención. Ahora sí que disculpame pero no estoy acostumbrado a tratar con chicas trans, eres la primera que conozco y para mí eres como cualquier persona. No te quiero rechazar, ni hacer sentir mal, si en algún momento lo hago, por favor dime. Yo sé lo que es el rechazo porque yo me he encontrado también con mucha gente que es culera y desgraciada con uno". Era un chico gay de 20 años que se llama Isaac. Después de 3 meses de trabajar ahí, fue la primera vez que me sentí bienvenida en el trabajo. Y si un chico quiere tratarme como alguien normal, aunque no esté acostumbrado eso me da esperanzas para mí y muchas otras que estamos viviendo este mismo tipo de discriminaciones.

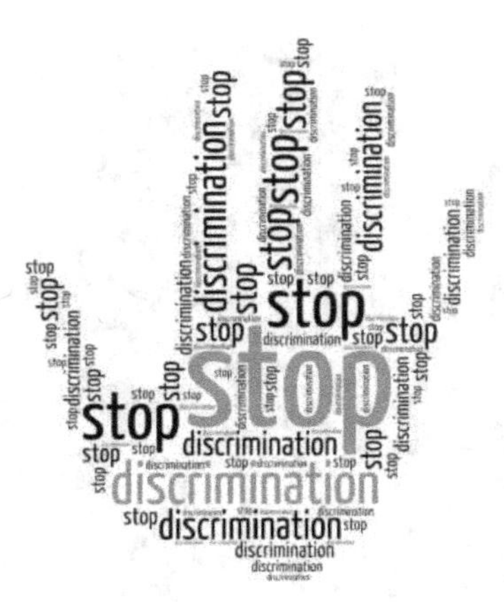

Como pueden ver, los prejuicios son algo que tenemos muy arraigado y a veces, no queremos actuar con respecto a ellos, pero nos salen de forma automática. Y es que se siguen enseñando y representando en programas como algo "normal", principalmente en las telenovelas, donde se rechaza al "pobre", al "indígena", al "negro", al "ignorante", y refuerzan muchos estereotipos negativos de la sociedad, porque su esencia es el Drama.

También muchos inconscientemente actúan de forma en la que buscan la aprobación de la sociedad, porque los heterosexuales quieren que se cumpla esta exigencia: "Si va a ser puto (o gay), al menos que sea masculino" y "si va a ser lesbiana, cuando menos que sea femenina". Estoy segurísimo que muchos lo hemos escuchado.

A pesar de los discursos de inclusión, la discriminación es algo que sigue vigente en muchos países como Estados Unidos, donde incluso reflejan en programas, caricaturas este rechazo o

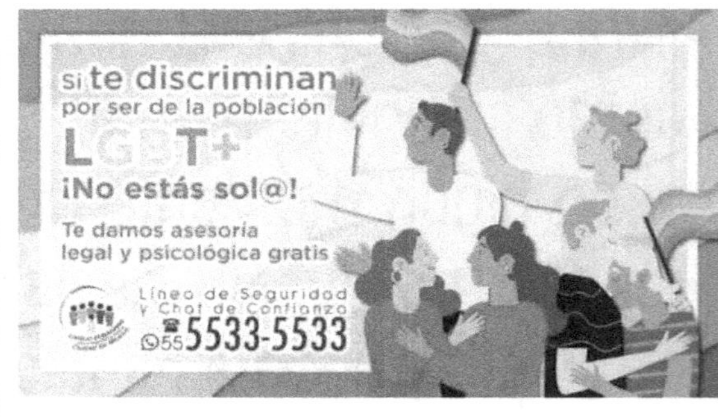

estereotipo contra negros, latinos, etc. Europa no es ajena a esto, por ejemplo en España, muchas veces se ha aplicado discriminación contra los Sudamericanos o como ellos dicen despectivamente "Sudacas"e inmigrantes. Incluso en México y otros países no solamente se discrimina a las personas

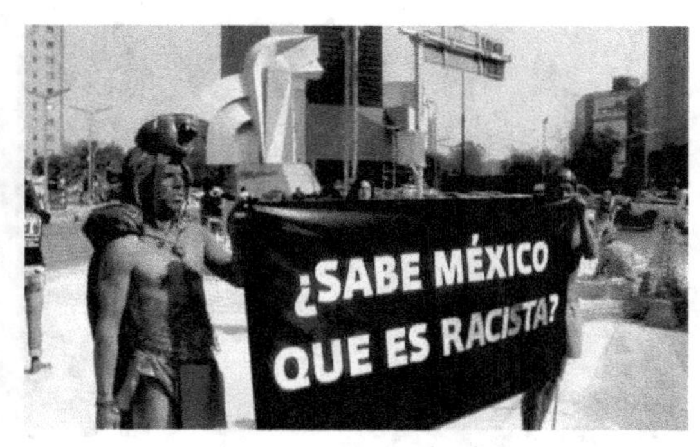

LGBTTTIQ+ por ser diferentes, también se les aplican más discriminaciones por ser "morenos" "indígenas", "ranchero", "pobres", "por cómo te vistes", "cómo hablas", etc. Donde sucede que uno va acumulando discriminaciones que van haciendo pesada tu vida diaria.

Anónimo 23 Años, México.- Le agradezco que me deje contar lo que he vivido. Yo pos, nací en una comunidad Mazahua, allá por Toluca. Allá no hay una palabra para describir a los hombres que aman a otros hombres o si la hay no la mencionan porque jamás la escuché . Nadie habla de ello. Yo me sentí diferente a partir de que cumplí 12 años. Tuve problemas y me sentí culpable por mucho tiempo y pos por necesidad aprendí español. Tuve que irme a trabajar para la ciudad porque en mi comunidad no solamente iba a ser rechazado yo, también mi familia, por traer la deshonra a nuestro pueblo… es complicado. Yo pensaba que en la ciudad todo iba a ser diferente, porque asegún allí había hombres como yo, pero no sabía donde encontrarlos y es que pos a uno le da pena. Pasaron uno o dos años y supe de algunos antros donde iban los gays, que supe que así les decían y cuando superé mi miedo y timidez y me fui a uno de esos lugares donde yo pensaba que iba a encontrar una comunidad donde no iba a ser rechazado.

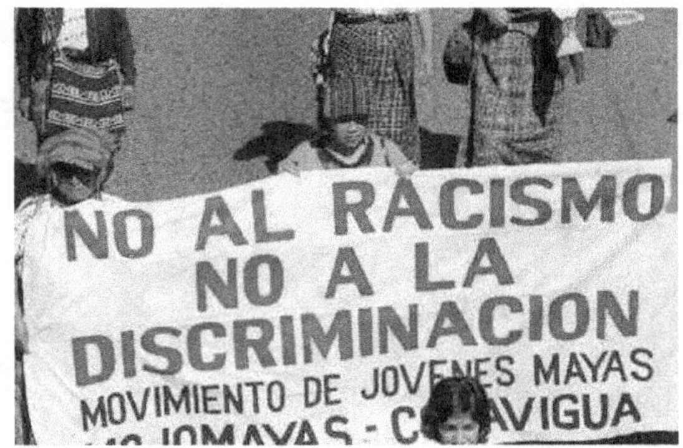

Me decepcionó el hecho de que la mayoría de los hombres que conocí me rechazaron porque "era un indio", que "traía el nopal en la cara" y muchas otras cosas que me dijeron. No sé si me dé a entender, que no sólo encontré rechazo de las personas de la ciudad, porque de que nos discriminan, nos discriminan. Y mis "iguales" a los que 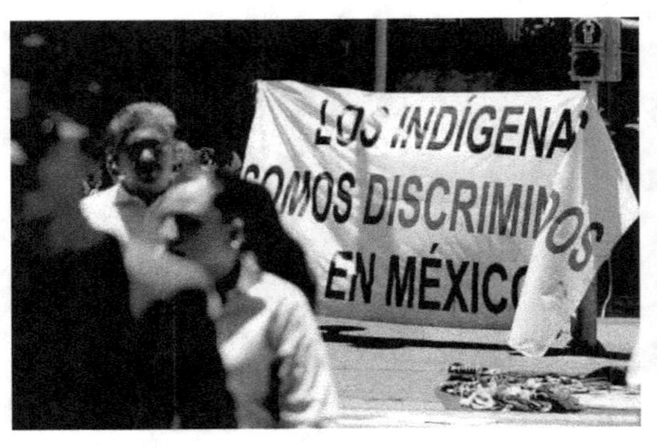

también les gustan los hombres también rechazan a los "de rancho". Eso al principio me deprimió, porque pensé que no existía un lugar en el mundo para mí. Hasta que encontré a otros chicos de pueblo en uno de los lugares donde fui. Por primera vez, supe lo que era que te acepten. Un par de mis nuevos amigos me dijeron "que te valga madres si no les gustas. Aquí hay para todos los gustos" y es verdad, después de como un año conocí a un señor que era de Chetumal y pos llegó mi a ser novio.

Así como dice este último testimonio, es un hecho, de que la Discriminación sigue existiendo y es vigente en muchos países. Ya sea por raza, origen étnico, nacionalidad, educación, clase social, por cómo te vistes, etc. Donde uno al trasladarse acumula discriminaciones. Y te aplican distintas discriminaciones dependiendo de dónde estés.

¿Qué se puede hacer para combatir la Discriminación?

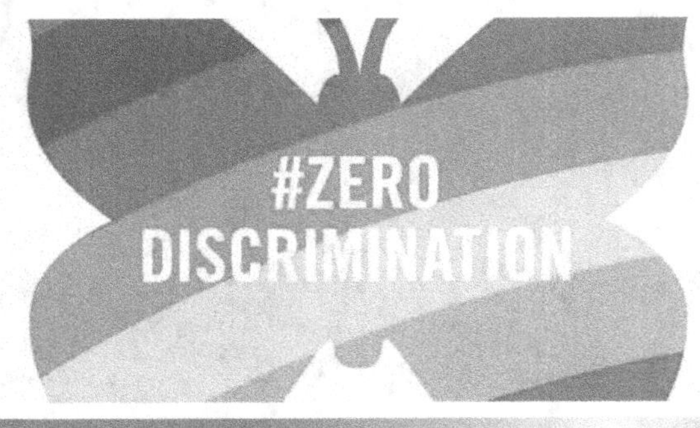

No estamos seguros de qué es lo que exactamente se tenga que hacer para eliminar la discriminación totalmente, ya que a pesar de los esfuerzos que se han

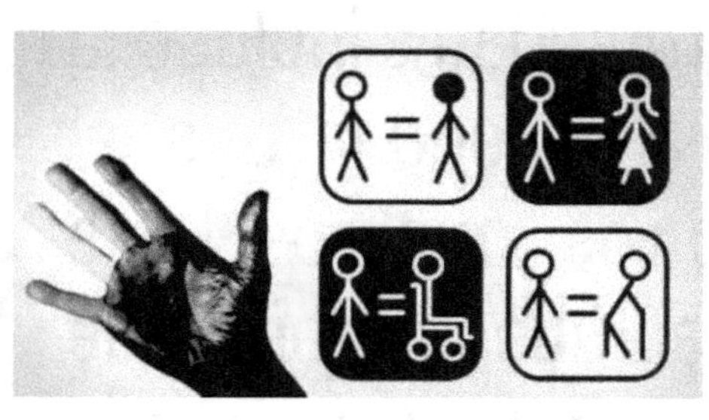 hecho en las últimas décadas, la Discriminación no ha sido erradicada totalmente, quizá porque todavía hay muchos factores que la siguen promoviendo, en programas de televisión, películas, etc.

La solución parte de la solución consiste en la Educación, pero una educación incluyente puede ser la diferencia para ir creando una nueva consciencia en la humanidad, donde en lugar de estarnos agrediendo unos a otros, podamos lograr crear una empatía y evolución. No esperamos un milagro de la noche a la mañana, pero este trabajo si es constante, podrá generar un mejor futuro para todos...

Donde nos podamos volver a unir sin barreras para seguir luchando por la humanidad en una vida más justa, más equitativa no sólo para nosotros los miembros de la Comunidad 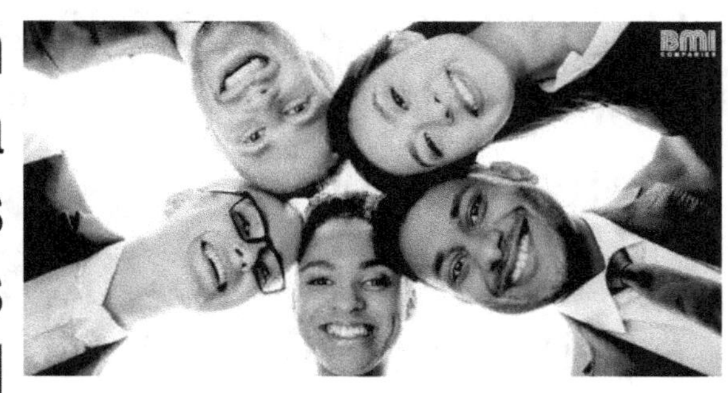 LGBTTTIQ+, sino para que toda la sociedad en una nueva forma de unidad cambiemos para bien, educando a las generaciones más jóvenes y reeducándonos a nosotros, las personas que cargamos con los prejuicios, los que sufrimos en carne propia la discriminación, así como consciente o inconscientemente buscamos herir a otro u otros para hacernos sentir mejor a nosotros mismos.

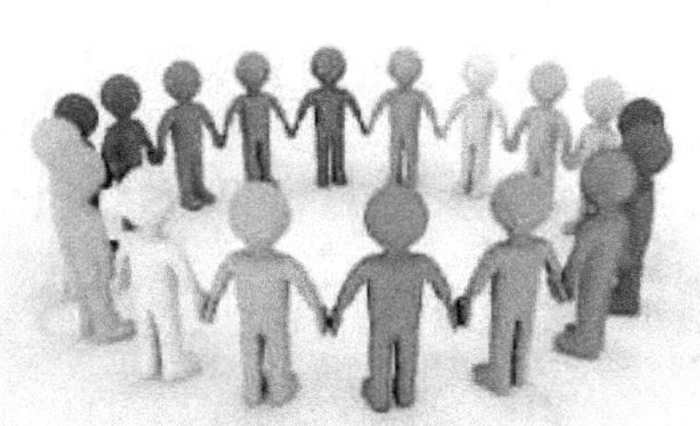

Yo confío en que nuestra comunidad e incluso la humanidad, puede llegar a entender que el enemigo no somos nosotros mismos, que aunque no somos iguales, en nuestra forma de ser, sentir, pensar o actuar... lograremos ver más allá de las diferencias superficiales y ver nuestra esencia, donde todos somos: Humanos, humanos diversos... y precisamente en esa diversidad, está la magia que nos puede hacer tan maravillosos, donde podemos buscar y encontrar a alguien que nos entienda y podamos crear un vínculo de amistad y ¿por qué no? de amor. Donde podamos madurar y entendamos que no todos nos van a gustar a nosotros y nosotros no vamos a gustarle a todo el mundo. Para que si alguien te llega a decir, "Disculpa, pero no eres lo que estoy buscando", no nos lastime, no generemos odio ni frustración, sino que lo entendamos y este rechazo nos ayude a aprender y a crecer... para seguir en nuestra de amor, hasta encontrarlo y ser correspondidos.

A lo mejor suena muy cursi o ingenuo, pero es un mensaje donde quisiera invitar a todos a una pequeña reflexión interna, para darnos cuenta que para sentirnos bien, no tenemos que herir a alguien más. Y que entendamos 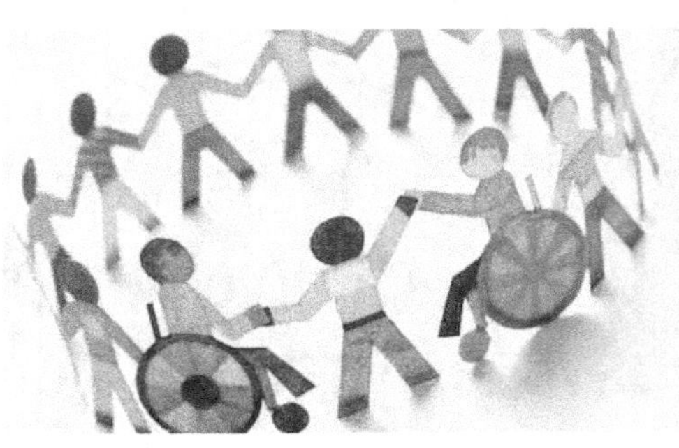 que todos estamos "en el mismo barco" buscando ser felices. Todos tenemos una sola vida qué vivir, ¿para qué desperdiciarla peleando y odiando? Eso nos puede llevar a perder el rumbo. Y si nos damos cuenta de que olvidamos que estamos buscando ser felices y vivir en armonía con los seres que nos rodean, podamos ser conscientes de que siempre se puede volver a empezar, buscar curar nuestras heridas así como sanar a las personas que lastimamos, para que juntos vayamos hacia arriba para tener una vida digna, llena de amor y felicidad.

Yo busco ser feliz, con todo y los problemas que nos arroja la vida diaria, incluso esta pandemia que vivimos desde hace un año. Espero que todos los demás también busquen su felicidad y poco a poco la vayamos creando. Les mando un abrazo fuerte.

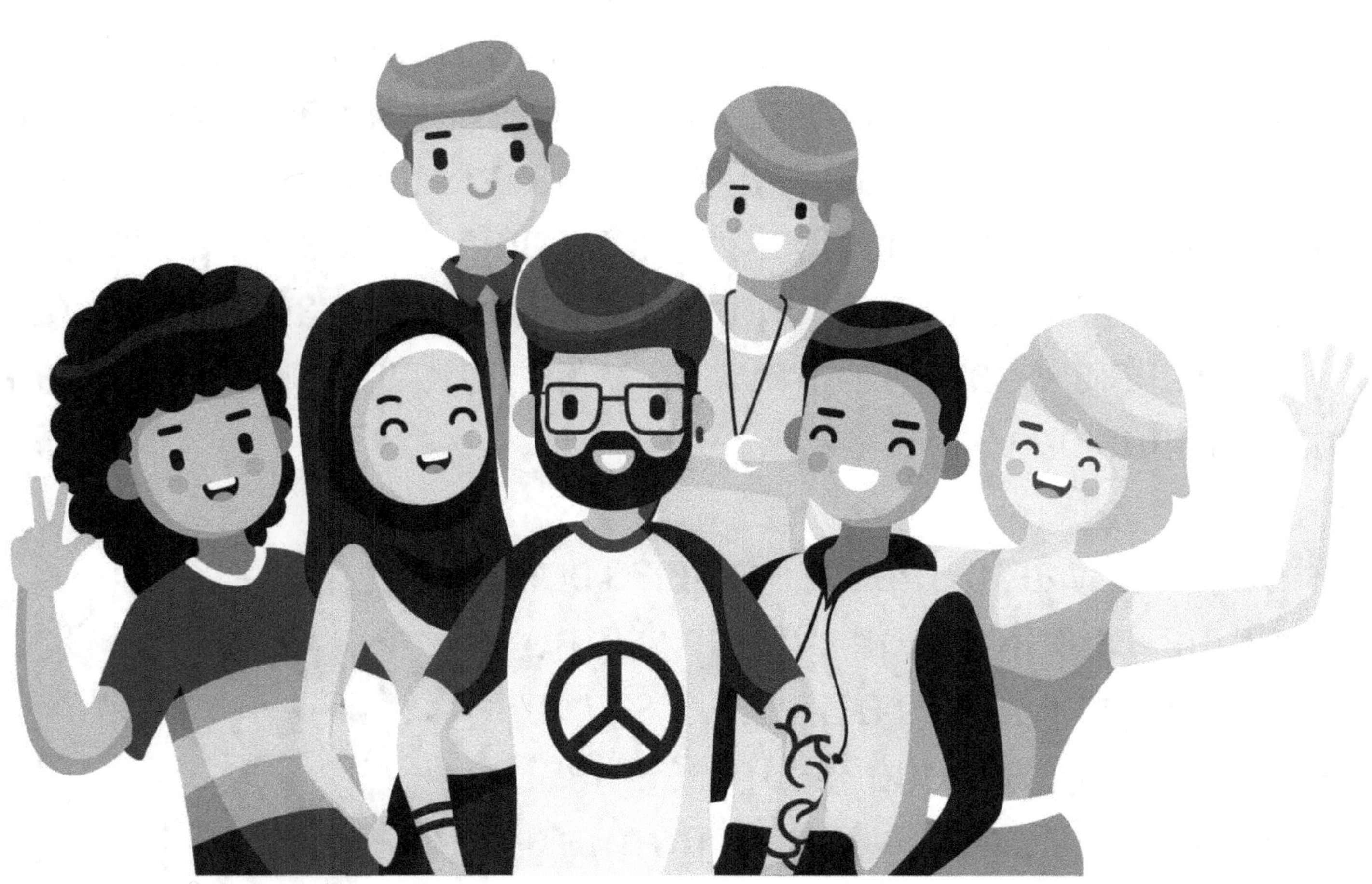

¡**H**ola queridos amigos! ¿Qué tal les ha ido en estos días de primavera? Pues ya empiezan los calores y ya vamos a dejar de batallar con el frío. A ver qué tal nos va con el calor pero podemos sacar la ropa más sexy del ropero.

Como siempre, en primavera empieza nuevamente el Ciclo de las estaciones y se supone que nos debemos de sentir más renovados. ¿Y qué creen? Les tenemos una presentación especial que le va a gustar a todos los que tienen un proyecto y no saben cómo difundirlos. Hemos contactado a Empoderarte, platicamos con Marco Diego, uno de los organizadores que nos va a platicar sobre su proyecto y cómo ayudan a otros para darles difusión.

RMG: Hola Marco, muchas gracias por aceptar nuestra entrevista. Como siempre en nuestro estilo acostumbramos que se presenten, cuéntanos, ¿cuál es tu nombre completo?

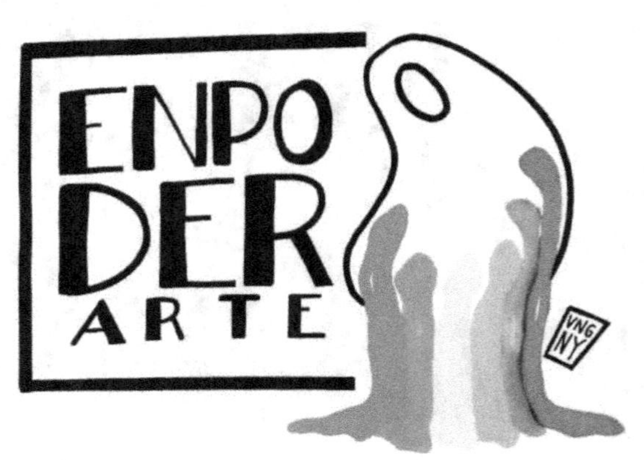

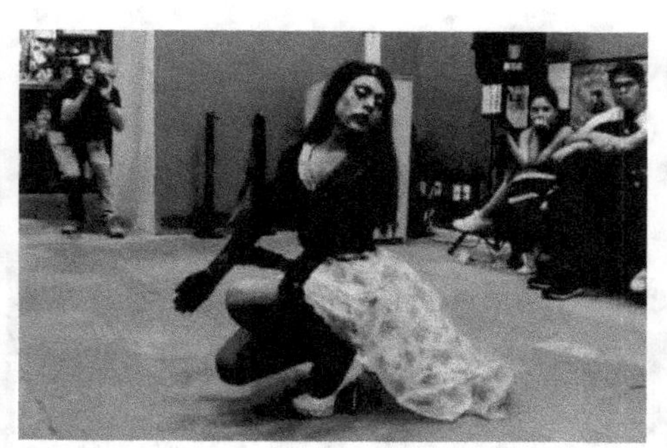

ENPODERARTE: Me llamo Marco Diego Coronel.

RMG: Gracias, ¿Qué edad tienes? Disculpa si preguntamos así, pero las preguntas son para que nuestros lectores sepan un poco más de la persona a la que estamos entrevistando, para que se identifiquen con una persona, no con un personaje más acartonado de "aquí está fulano, él es director en tal y tal, estudió tal y tal"… Que muchos lo hacen así, pero no es nuestro estilo, nos gusta que nuestros lectores conozcan a las personas detrás del actor, del cantante, del artista, del creador del proyecto, etc.

ENPODERARTE: Claro que sí   me agrada mucho, tengo 23 años

RMG: Perfecto, cuéntanos, ¿cuál es tu orientación erótico afectiva?

ENPODERARTE: Soy persona Asexual. Pero me identifico como Género Fluido.

RMG: Muchas gracias, es interesante conocer más del espectro de la Diversidad.¿Ha sido

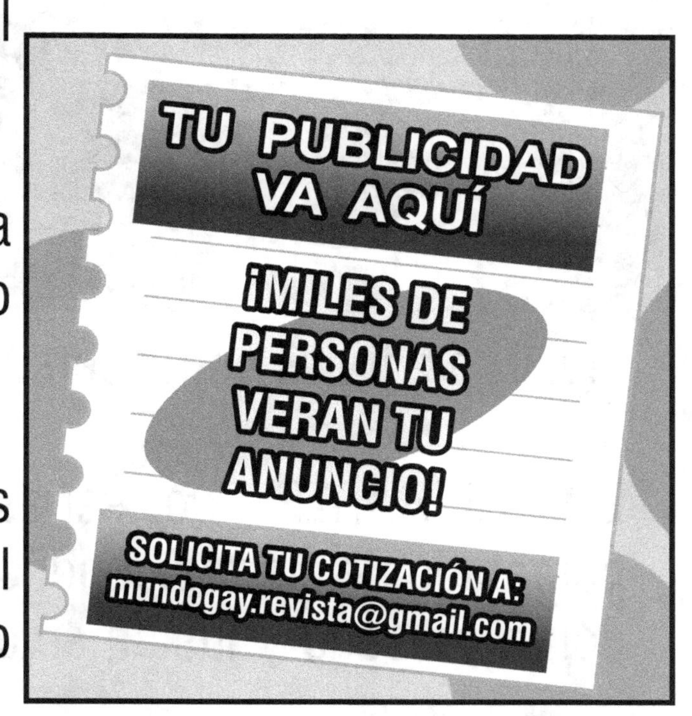

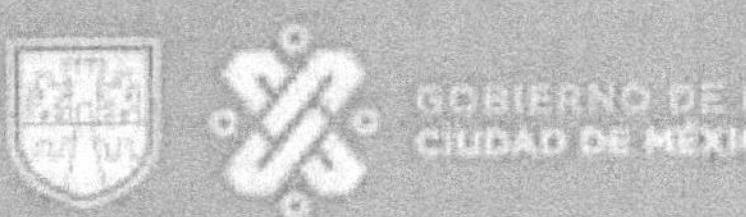

difícil para ti vivir como persona asexual?

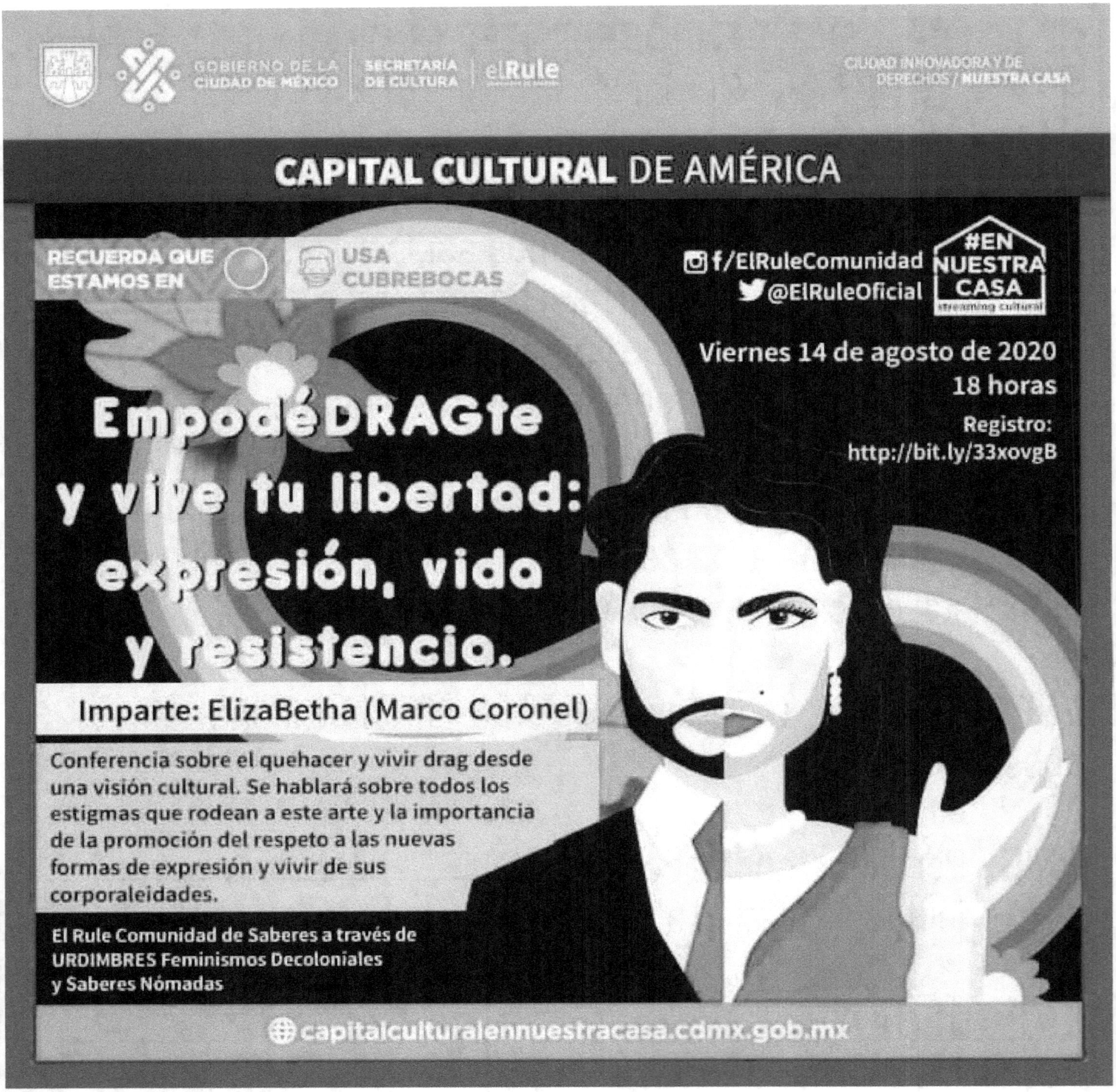

ENPODERARTE: Pues ser asexual tiene una carga social. Me he percatado de ciertas conductas que te dicen que te constituyen como persona y justamente una de ellas fue lo sexual. No he

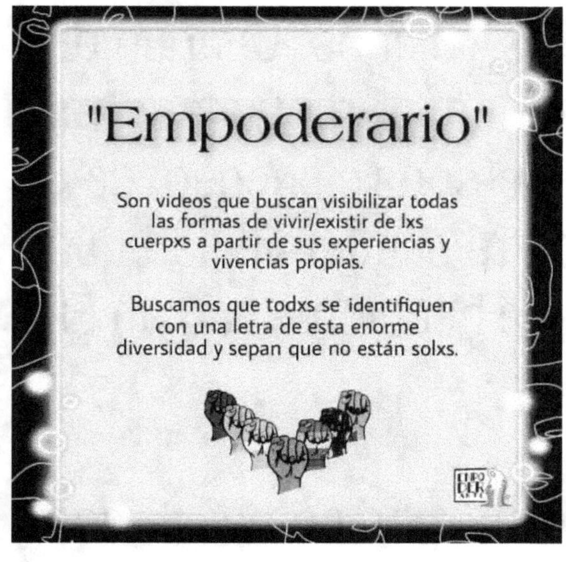

tenido ningún trauma ni mala experiencia, pero no priorizo lo sexual cuando conozco alguien. En algunas ocasiones hasta es nulo.

Entonces, a veces, mantener esa distancia sobre alguna persona puede llegar a ser extraño pero hay diferentes formas de experimentar el placer. Y cada quien lo entiende desde su vivir y gusto propio.

Y pues para mí no fue nada difícil. Me ayudó a experimentar nuevas formas de entender el placer y así mismo, era algo que yo sabía que era parte de mí. Entonces lo difícil fue entender lo que realmente era y si en ese tiempo yo era "normal".

RMG: Muchas gracias, es muy interesante conocer la percepción personal. En nuestra experiencia, no hemos interactuado con muchas personas asexuales y también hay mitos a través de la asexualidad o la gente no lo entiende.

ENPODERARTE: Totalmente de acuerdo. Igual me llevo mucho tiempo entenderlo, pero ser asexual. Justo es algo que se cargaron de tabús.

RMG: ¿A qué edad Fuiste consciente de ello?

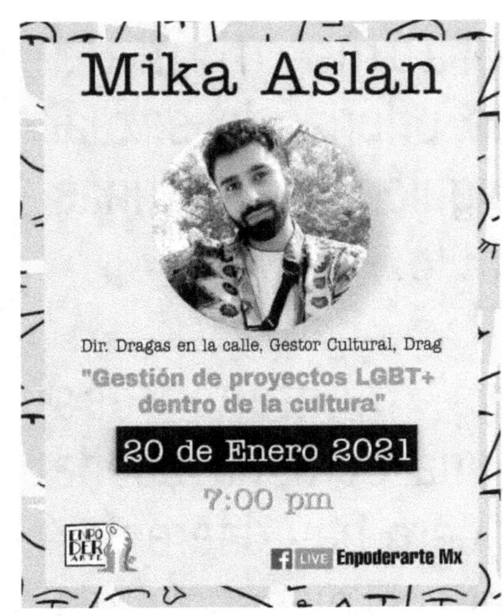

ENPODERARTE: A los 18 años. Cuando de igual manera comencé a replantear mi identidad. Antes era persona cisgénero gay, pero después, encontré esa feminidad que me hacían reprimir. De hecho me llaman Eli ahora.

RMG: Muchas gracias, por compartirnos un poco de tu intimidad. Ahora pasaremos un poco más al tema que queremos abordar: Cuéntanos un poco ¿En qué consiste el Proyecto de EnpoderARTE?

EMPODERARTE: EnpoderARTE. Nace justo de esta parte dónde me doy cuenta de que somos tan diversos. El cuestionarme ser diferente me abrió la idea de crear justo un espacio para que todas las formas de vivir/existir fuera mostradas; he de mencionar que el termino ARTE viene de mi quehacer como gestor Cultural y mi interacción con el arte y cultura de CDMX. Entonces, a partir de todas las disciplinas, abrir un espacio para la promoción de personas LGBT+, DRAG, QUEER, DISIDENTES... Y también contenido y actividades para todxs.

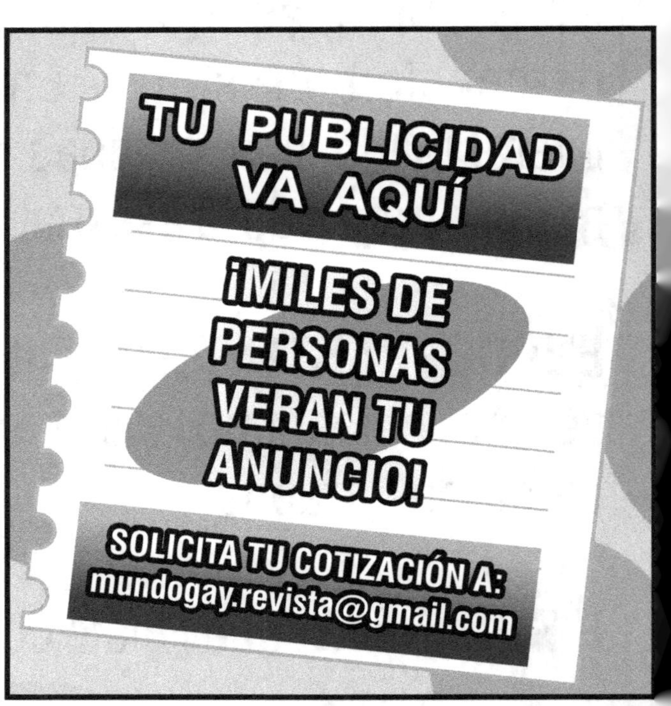

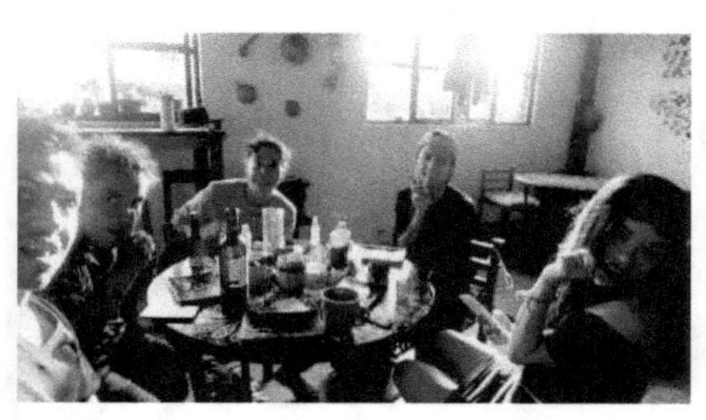

RMG: Qué interesante, lo que me hace sorprenderme que hay muchos esfuerzos por crear espacios LGBTTTIQ+, pero muchas veces no los conocemos o nadie se entera. ¿Cuándo surgió?

ENPODERARTE: Si es muy complicado posicionarse y darse a notar, el arte y la cultura siempre ha sido minimizados o puesto en un nicho como si fuera un privilegio y cosa que no es. Es algo que todos hacemos y nadie nos puede limitar. Porque el arte nutre más no divide.

Eso sí, porque en mi experiencia personal, muchas veces me pasa que me entero de que hay cosas buenas, pero justamente cuando ya pasaron. Precisamente porque hay muy poca difusión. Igual con grupos LGBTTTIQ+. Ahorita afortunadamente hay muchos, pero cuando comenzaba mi adolescencia y necesitaba encontrar información era prácticamente imposible saber del tema, por mencionar un ejemplo.

RMG: ¿Por qué surgió EnpoderARTE?

ENPODERARTE: EnpoderARTE surgió como acompañamiento a proyectos y algunos colectivos. Comenzó primero de

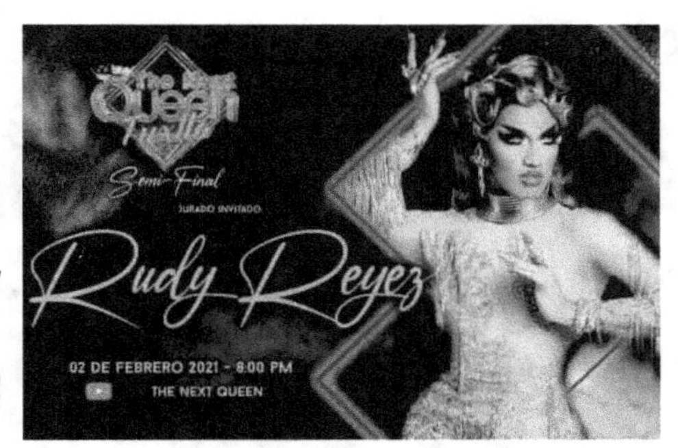

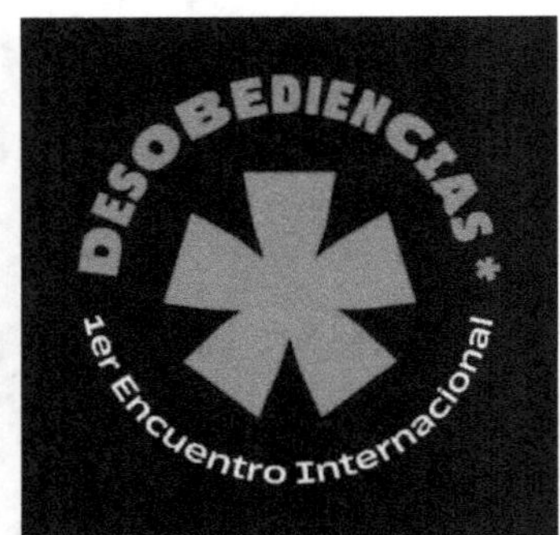

manera a independiente en la rama del del drag; haciendo transformaciones a personas heterosexuales, o alejadas de este arte… Pero después ya comenzamos a trabajar con más proyectos, como lo mencioné anteriormente. Y era justamente desde las partes de creación de festivales LGBT+, creación de contenido digital para plataformas, etc.

Entonces es ahí donde EnpoderARTE decide impulsarse y cimentarse ya como un medio digital, que durante esta contingencia siga abriendo una cartera y un espacio de difusión para todxs estxs artistas.

RMG: ¿Qué finalidad persigue?

Buscamos sólo tres cosas:

1.- Sensibilizar a personas externas sobre el quehacer de todos los artistas; LGBT+, DRAG, QUEER, DISIDENTES…

2.- Difundir su trabajo y

3.- Abrir espacios seguros.

Buscamos que sea un espacio donde nos

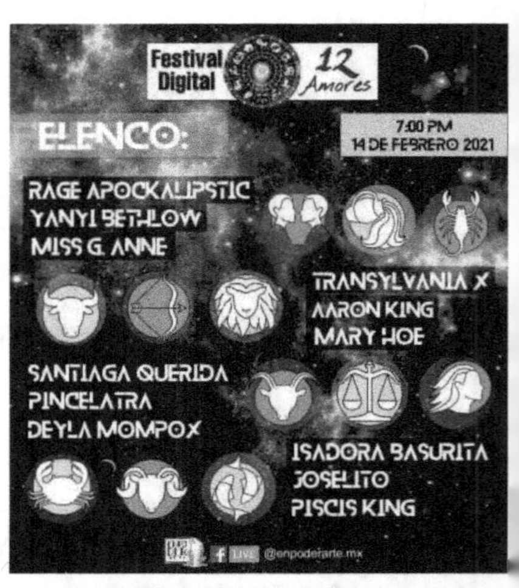

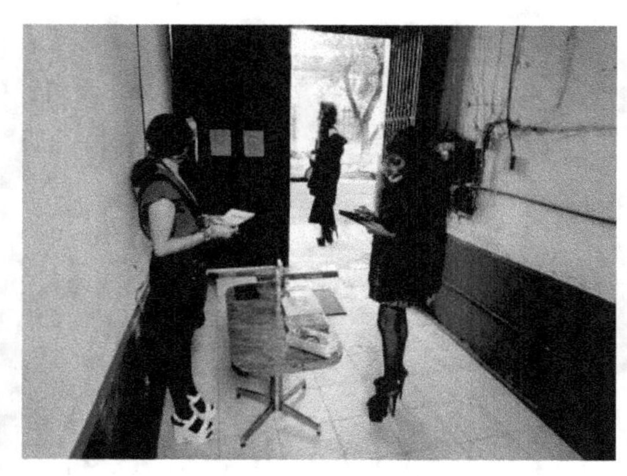

identifique con la vivencia o el trabajo de otras personas y sepamos que no estamos solos o lo que hacemos no está mal y está abriendo más puertas.

RMG: ¿Cuándo surgió EnpoderARTE?

ENPODERARTE: Surge hace 1 año. Comenzó como un proyecto de titulación. Ahora ya se logró a ir abriendo campo en algunos Recintos e instituciones de secretaria de cultura de CDMX.

RMG: ¿Han enfrentado barreras durante la creación de este proyecto? Si es así, ¿cuáles? Aprovechen para balconear jejejejeje.

ENPODERARTE: Previo a la contingencia todo marchaba bien. Tuve muy bien impacto y crecimiento de EmpoderARTE.

Lo difícil hasta ahora es la contingencia.

Me estoy enfrentando justo a un público Muy Exigente y me atrevería decir que la comercialización del Arte y Cultura Reprime contenidos como estos. A esto hay que sumar que el mercado rosa constantemente

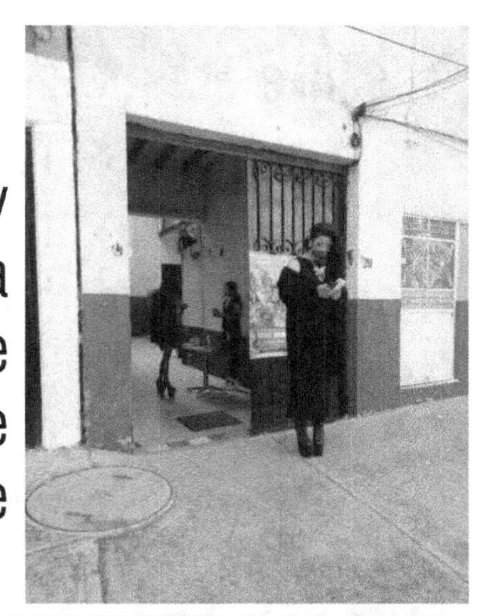

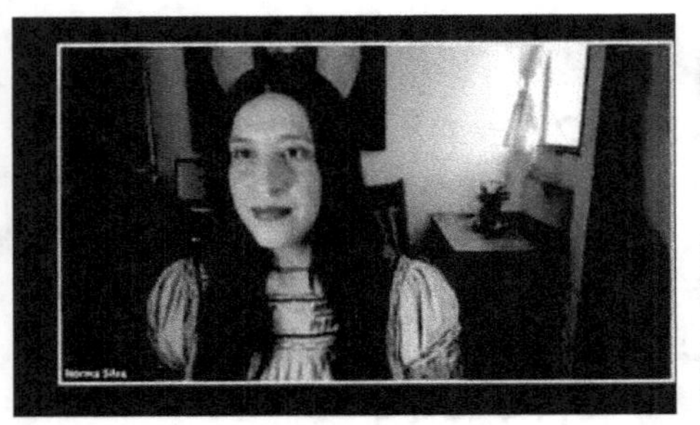

encasilla el contenido LGBT+

Entonces me doy cuenta precisamente de que a las personas les cuesta creer y darse la oportunidad de conocer sobre estos temas. En este momento lo hacemos a través de las redes sociales. Para mí ahora es mi limitante el confinamiento y hacer ver que hay dos partes del entretenimiento y no sólo se va en el chisme y la polémica.

RMG: Eso, sí, incluso nosotros hemos tratado de ser muy objetivos y destruir estereotipos. También hemos sido criticados y menospreciados por ello; por no ser como "la bola" (por decirlo así) de los medios LGBTTTIQ+ que se van mucho por el lado del sexo, la moda y el chisme de espectáculo y que incluso han reforzado los estereotipos negativos como si "así tenemos que ser" o que "Ése es nuestro lugar en la sociedad".

Y justamente hablando de la pandemia del COVID-19, ¿Qué tanto les ha afectado? ¿Han tenido algún apoyo? ¿Qué es lo que les ha costado más trabajo? Porque sabemos que la comunidad artística, cantantes y espectáculos son los que más han batallado porque por el momento, no se puede tener ese contacto con el público.

ENPODERARTE: Principalmente, lo que más

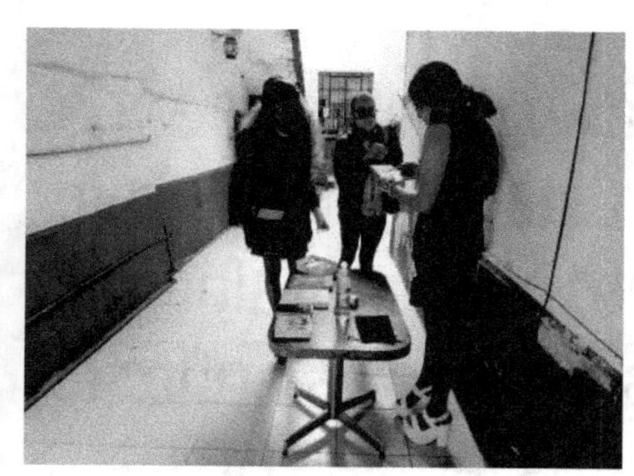

nos ha afectado, es de que no hay lugares abiertos: recintos, galerías, museos, que eran básicamente donde teníamos más actividades.

Pues ahora con la contingencia, casi todo funciona a través de redes sociales. Por ese motivo abrimos este proyecto, para que tuvieran un medio digital y los artistas puedan compartirnos sus saberes a distancia. lo que nos ha costado más trabajo es también que los invitados puedan colaborar con nosotros o contribuir porque a veces tienen ideas distintas o bien diferentes trabajos.

RMG: ¿Qué proyectos han sacado a la luz?

ENPODERARTE: Algunos de los proyectos en los que hemos estado ha sido TRAVESTI CALLEJERS junto al colectivo "Dragas en la calle" y este festival justamente fue para darle visibilidad a todas las Letras T (Travesti, Transexual, Transgénero) y lo hicimos desde el enfoque de la cultura y el arte como elemento pedagógico.

También estuvimos en "El rinconcito Ikal Bej" gestionando la parte técnica para que se realizara grabar editar y generar el contenido para las redes sociales

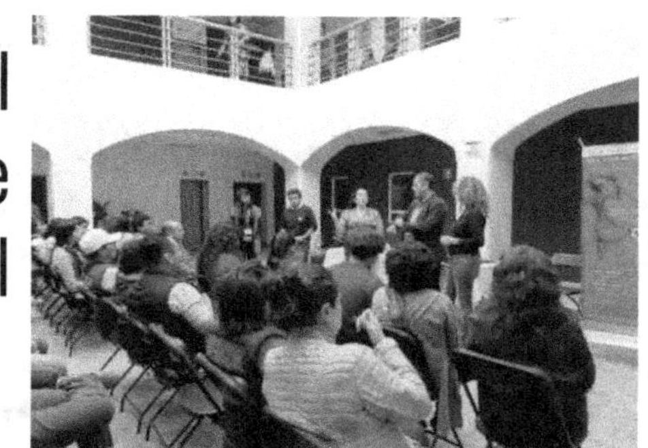

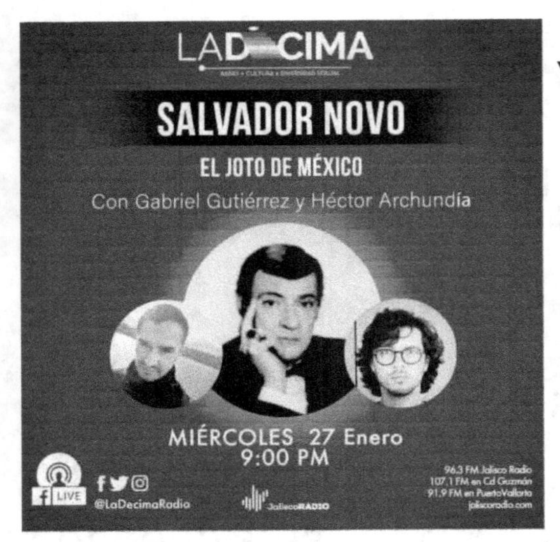

Y por último, y no por eso menos importante, hemos estado en "El rule comunidad de saberes" haciendo algunos performance algunas ponencias sobre el quehacer drag entre otros temas LGBT+.

RMG: Otra pregunta, que a veces es incómoda, pero nosotros la hacemos porque es importante hacerlo visible, ya que generalmente tanto la Comunidad LGBTTIQ+ como la sociedad en general piensan que para nosotros "TODO ES MUY FÁCIL". Pero los que estamos en estos medios sabemos que no. La pregunta es: ¿Ha habido gente que haya presentado rechazo hacia su proyecto por ser LGBT? ¿Han encontrado gente que les haya querido meter el pie?

ENPODERARTE: Sí, me encontrado personas que nos han querido meter el pie y justamente son personas dentro del Arte y la Cultura que tienen este intelecto (cómo creen tenerlo) de juzgar y burlarse de las personas por el simple hecho de compartir su trabajo; o también directamente al proyecto porque no creen que puedas llegar a abrir y generar un cambio.

Entonces sí quisiera decir que es muy

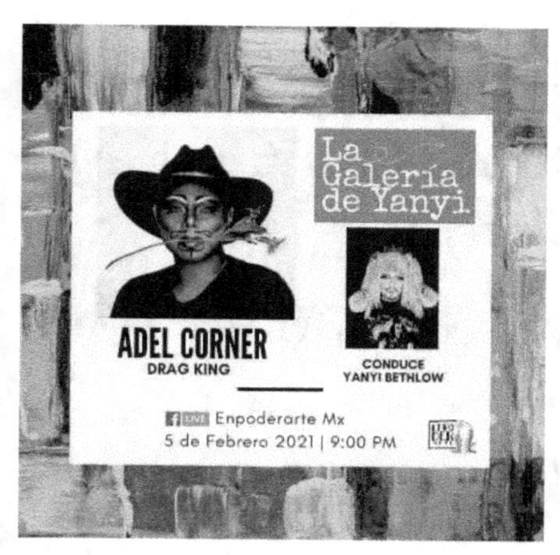

desafortunado que esas personas que menosprecian las luchas de otros cierren puertas o se las cierren ellos mismos, pudiendo EnpoderARTE brindarles un espacio para que muestren su trabajo y todo lo que hacen.

RMG: Te entendemos perfectamente. Es en cierta manera parecido a lo que hemos enfrentado nosotros en nuestros inicios y todavía hoy en día… Pero pasándonos un poco al tema personal, cuéntanos ¿cómo ha afectado EmpoderARTE a la vida personal de los que lo integran?

ENPODERARTE: Muy bien, pues el equipo operativo de EnpoderARTE, por ahora, es muy pequeño apenas somos cuatro colaboradores y curiosamente dos somos dentro de la diversidad y las otras dos son chicas heterosexuales. Entonces EmpoderARTE ha permitido abrir visión, abrir espacios, también emplearse, porque también es muy necesario que de alguna manera se vuelva redituable el trabajo y más con la situación que estamos enfrentando. El Arte debe ser libre debe ser compartido pero también hay que buscar generar una ganancia o incentivar un pago para poder vivir.

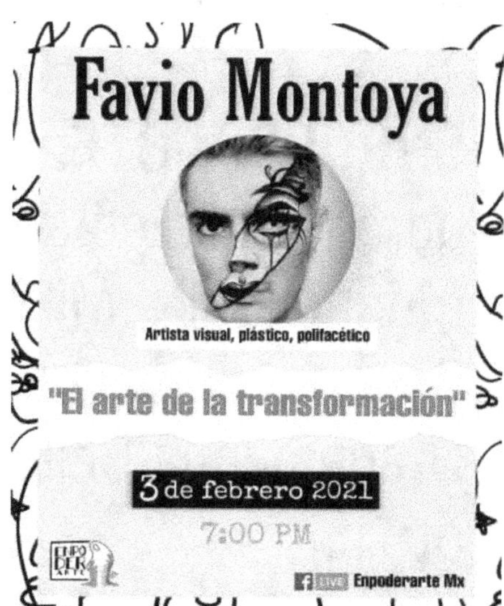

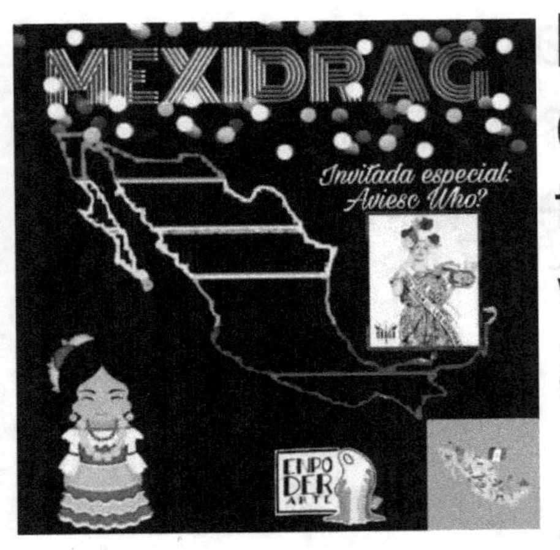

RMG: Sí, es comprensible, porque desafortunadamente, todos comemos y tenemos gastos jejejeje. ¿Pero en cuanto a su vida personal y familiar? ¿Cómo lo han combinado?

ENPODERARTE: Bien, con respecto a la vida familiar ha sido bien recibido igual las formas de pensar o los brebajes culturales que los padres los tíos y digamos la familia política que todos tenemos… pues es distinto en muchos casos. Entonces justamente es buscar sentido común para poder compartir estos quehaceres y que vean que la diversidad es amplia pero en general no hay un rechazo por ninguno de los miembros de EnpoderARTE y es algo de lo que nos sentimos muy tranquilos y buscamos también que las personas que vean el contenido se sientan identificados.

RMG: Pero no me has contado, ¿Qué han logrado, qué artistas han lanzado? Cuéntanos por favor.

ENPODERARTE: Cómo tal no hemos lanzado o creado artistas pero hemos estado trabajando con personas del mundo lgbt+ Mikonika Q, Walpurgis Gara, Mamá Bree. La pritty Guoman. Dana Karvelas. Colectivo Dragas en la Calle. Teatro Queer de Mexico Entre otrxs.

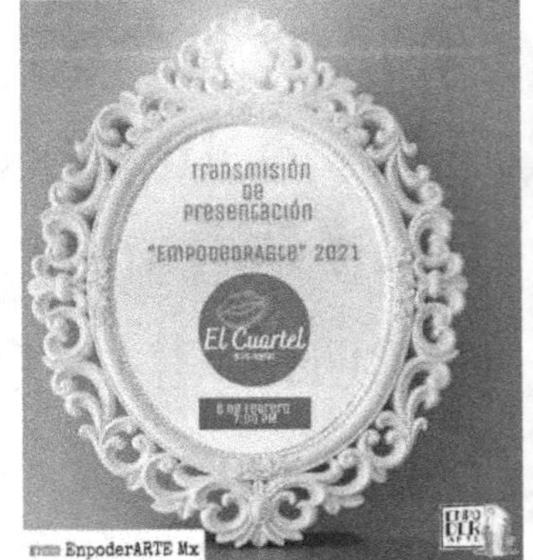

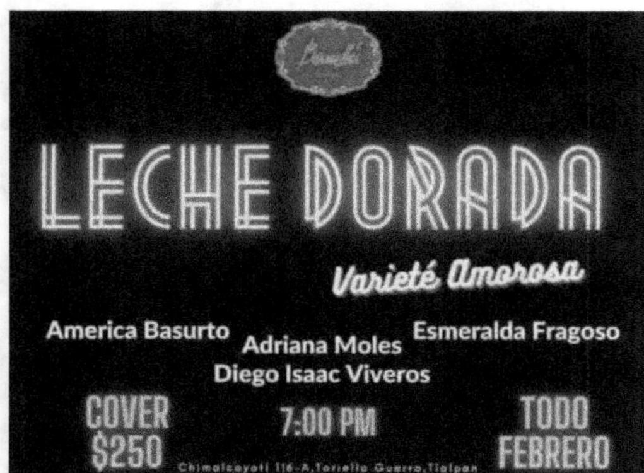

El punto es darle un espacio a otras las personas de mostrar su arte. Y hacer crecer la comunidad de EnpoderARTE.

RMG: Ok, eso es importante, para poder trabajar con ello. Y ¿qué planes tienen a corto y mediano plazo? Sabemos que ahorita con la Situación de la Pandemia, está canijo, pero muchas veces la creatividad no se detiene, ¿qué proyectos piensan hacer a futuro?

ENPODERARTE: Algunas de las metas que tenemos o proyectos que tenemos dentro de empoderarte es impulsar una serie de concursos digitales.

Estamos lanzando una sección que lleva por nombre "Empoderario" que justamente a partir de la parte testimonial son videos donde se define cada letra de la diversidad.

También está "En opinión de..." esta sección lo que busca es invitar a personas del medio o personas especializadas en el campo del arte y la cultura para hablar desde su percepción y su vivencia sobre temas y problemáticas sociales.

Vamos arrancar con otro proyecto llamado "EmpodeDRAGte" qué es un proyecto y ejecutado iba de transformar personas en

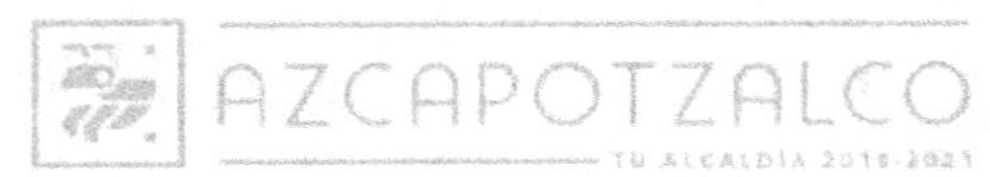

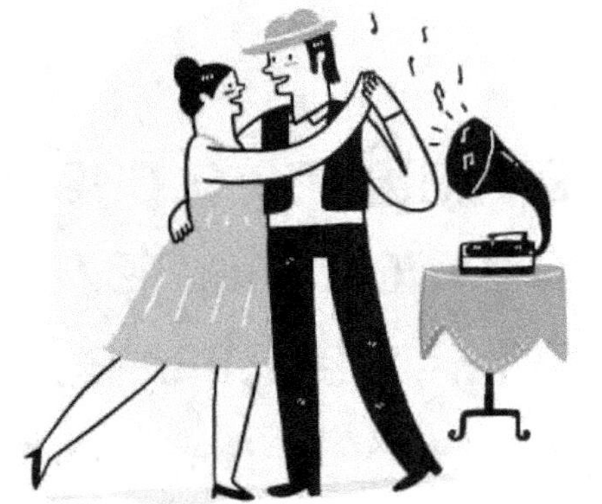

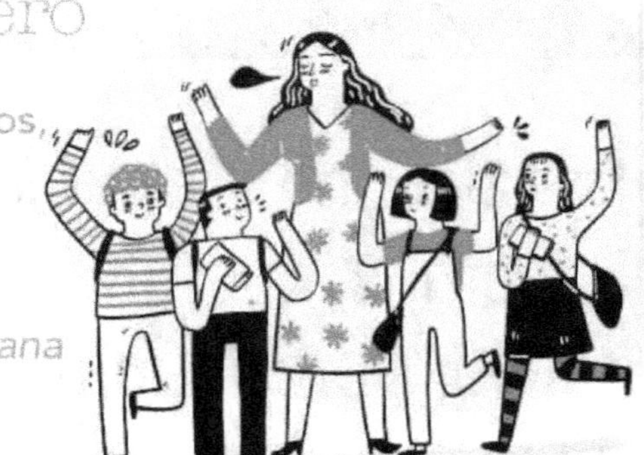

drag Queens a fin de que vivan la experiencia y entiendan el quehacer.

tendremos algunas colaboraciones con festivales digitales aún no tenemos nombrados algunos pero esperamos seguir creciendo y abrir el campo del arte la cultura dentro de todas las formas de ser y existir y asimismo promover y crear una cartelera que esté al alcance de todos.

RMG: ¡Órale! Pues con todo y pandemia veo que ESO NO LOS DETIENE. Me da mucho gusto

ENPODERARTE: Tendremos más secciones. Pero por ahora es lo que queremos ofrecer a los visitantes de las plataformas.

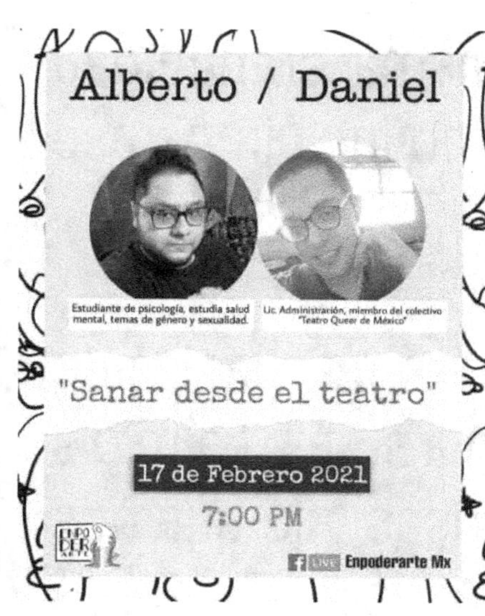

RMG: Pues se antoja mucho ver todo lo que van a producir. Ahí nos darán la exclusiva. ¿Principalmente a qué tipo de público se dirigen?

ENPODERARTE: Claro que sí. Nos dirigimos a todas las edades, pero principalmente a externar lo LGBT+

RMG: Eso me agrada mucho, que se genere contenido para toda la familia. La mayoría se enfocan únicamente en la comunidad LGBTTTIQ+.

ENPODERARTE: No te creas también es arriesgarse porque lo que es raro o diferente. Cuesta trabajo ser reconocido. Si hay algo que nos advierte, pero sabemos qué queremos hacer y a dónde queremos llegar y recibiendo ese aplauso de las personas nos damos por bien servidos.

RMG: Te entendemos perfectamente. A nosotros nos ha pasado igual. Es difícil ser pionero, pero también es muy satisfactorio abrir camino y romper barreras. No solamente recorrer el camino que otros ya pavimentaron. Por ejemplo, a nosotros nos han criticado por no poner pornografía en nuestra revista.

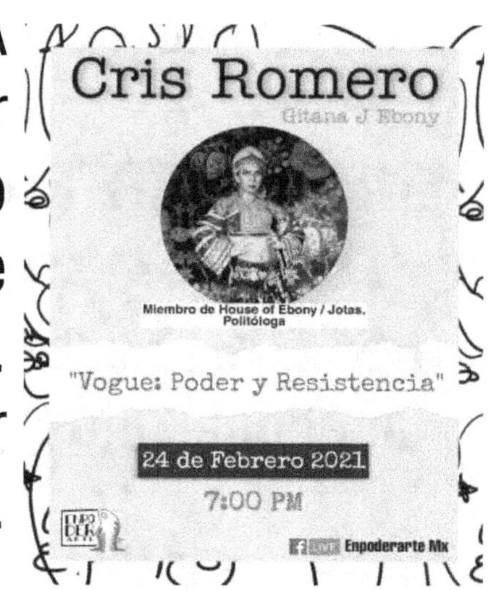

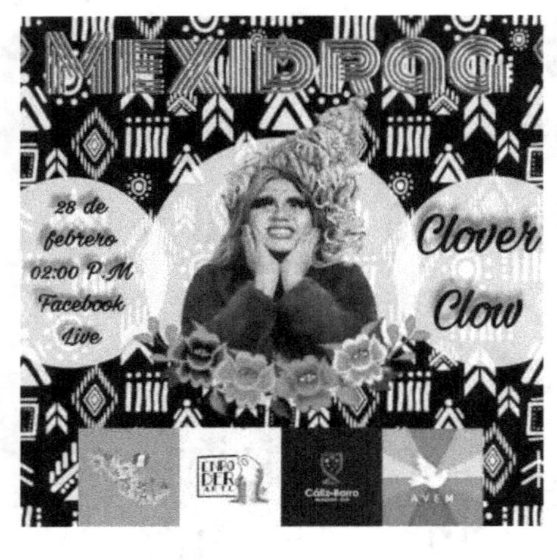

Incluso miembros de la misma comunidad nos han rechazado porque no incluimos ese tipo de contenido.

ENPODERARTE: Claro eso es parte de crecer. Las personas estamos acostumbradas a ciertas cosas y lo que nos saca de la realidad nos mueve o nos enfada, pero no pasa nada.

RMG: Me da mucho gusto eso, porque aparte de que ir abriendo un camino, están al mismo tiempo, generando un legado. Es como otros proyectos que hemos compartido con nuestros lectores como el Proyecto de Teatro Queer de México o el Certamen Mr. Gay World, que son muy padres, y hacen falta canales de

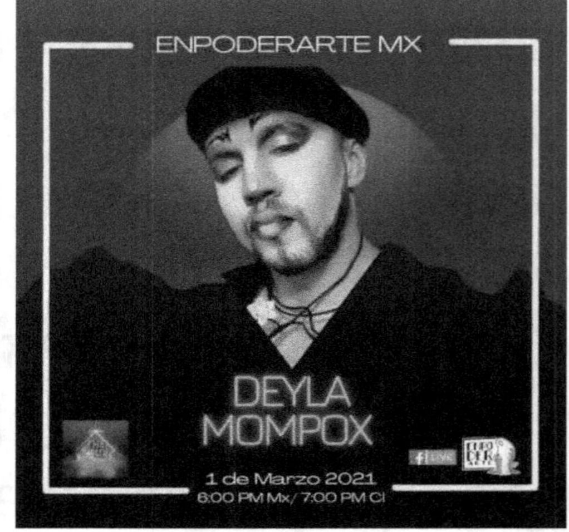

distribución para que la gente conozca de estos proyectos que son muy buenos. ¿Dónde los pueden seguir y conocer más de su proyecto?

ENPODERARTE: Claro que sí, en nuestras redes sociales:

INSTAGRAM: @enpoderarte.mx.
Facebook: https://www.facebook.com/enpoderarte.mx/

MUNDO GAY

SUSCRÍBETE

El costo de cada ejemplar es de $50.- pesos MXN. Igual puedes solicitar la revista del mes y te la enviaremos ya sea por Correo Electrónico o ahora con las nuevas tecnologías, través de Whatsapp. o Telegram. Contamos con los siguientes paquetes de suscripción directa con nosotros:

3 Meses
$ 130.- MXN

6 Meses
$ 220.- MXN

9 Meses
$ 350.- MXN

11 Meses
$ 500.- MXN

ESCOGE EL QUE MÁS TE GUSTE

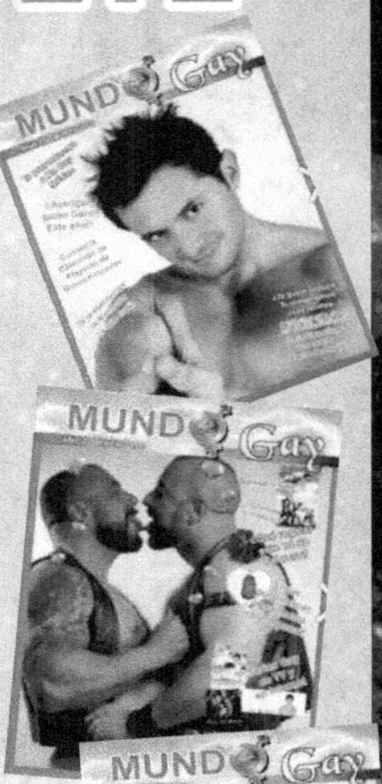

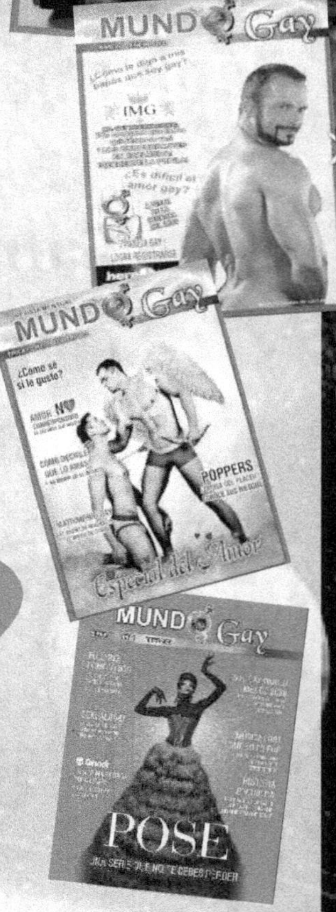

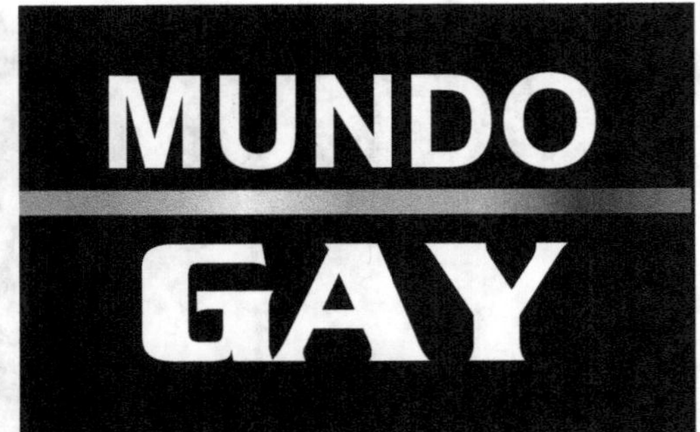

Está **Cerca de ti**

APROVECHAMOS ESTE ESPACIO PARA DECIRLES A TODOS NUESTROS LECTORES

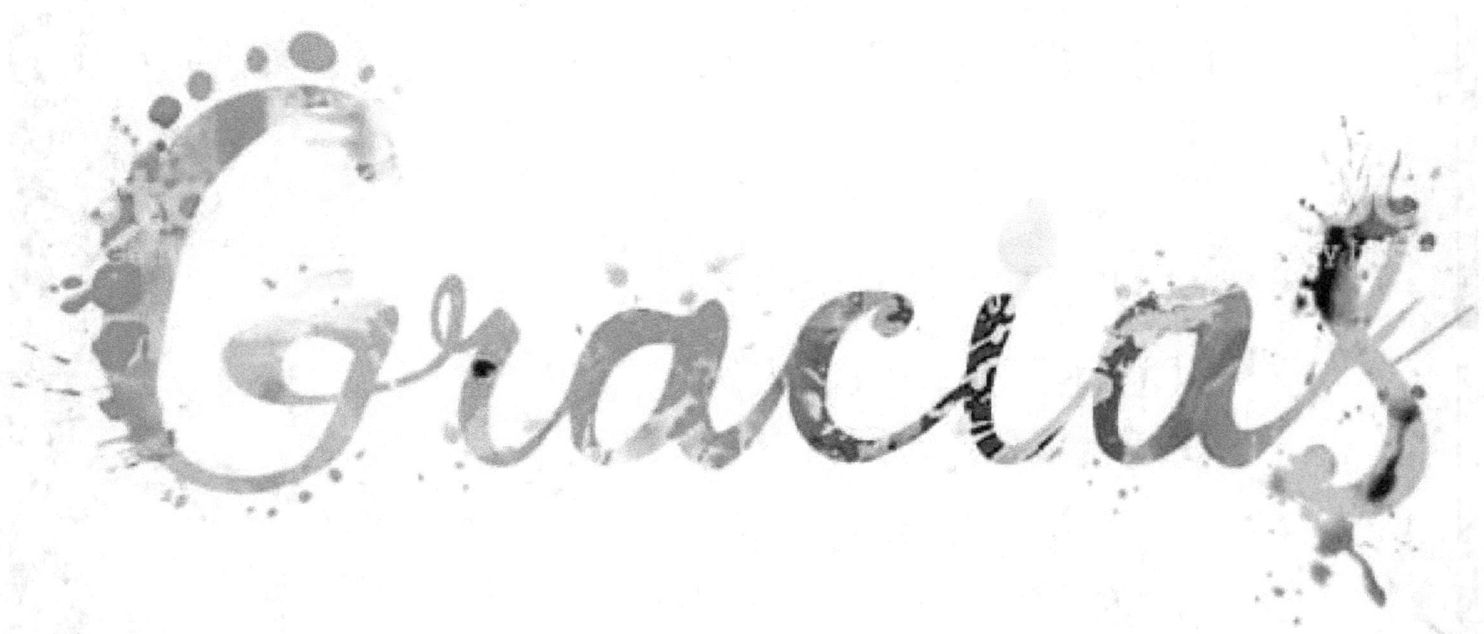

Muchas gracias por su apoyo, aportaciones, comentarios y sugerencias a:

CORREO ELECTRÓNICO:
mundogay.revista@gmail.com

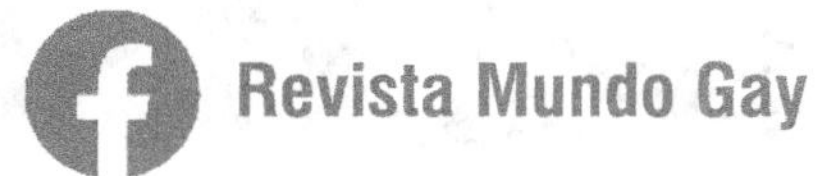

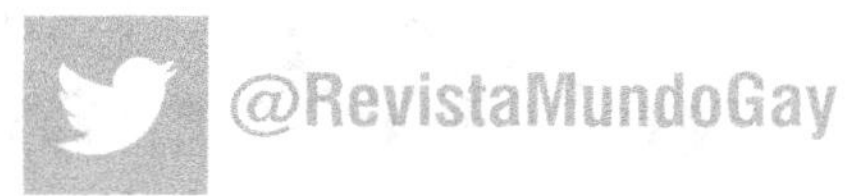

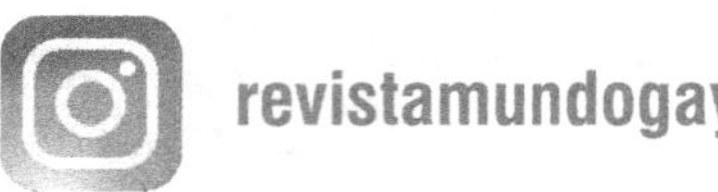

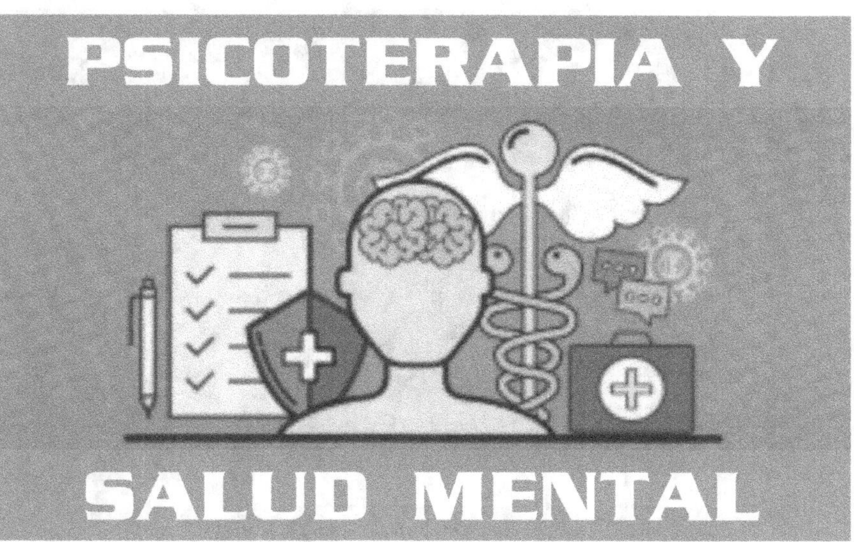

* **Adolescentes**
* **Adultos**
* **Terapia Familiar**
* **Pareja**

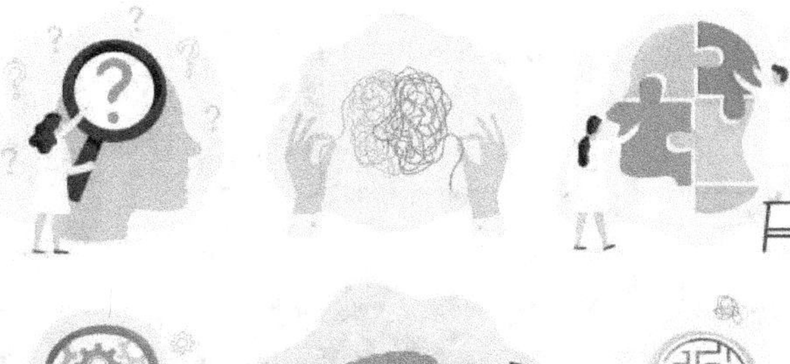
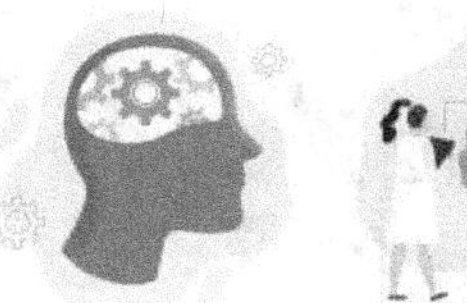
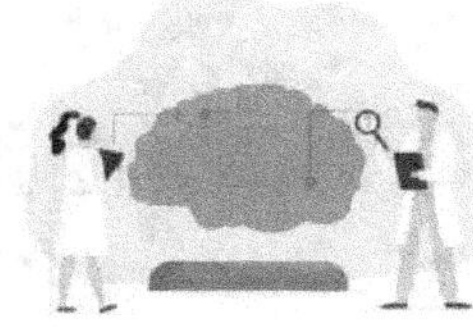
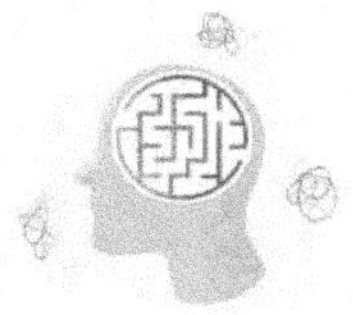

Ramiro Espinosa Espinosa

PSICOTERAPEUTA UNAM

TERAPIA ON-LINE, PRESENCIAL E HÍBRIDO

COSTOS ACCESIBLES

CITAS 55 2219 7776

¡YA ESTÁ A LA VENTA!
EL LIBRO GAY
MÁS CANDENTE
QUE EXISTE
¿Te atreves a leerlo
o te da miedo?
HAZLO TUYO HACIENDO CLIC AQUÍ
O ESCANEA ESTE CÓDIGO
¿Te gustaría una probadita?
Escríbele a Master Krounner
Qué tanto lo deseas a:
masterkrounner@gmail.com
amazon.com
RELATOS ERÓTICOS
Gay
Master Krounner
Escrito por
MASTER KROUNNER
ADVERTENCIA: Libro no apto para mojigatos

SICO®
Uno no elige el lugar, elige Sico

LA CASA DE LEO

CASA DE ENCUENTROS PARA QUE HOMBRES DISFRUTEN CON HOMBRES

COOPERACIÓN DE ENTRADA $ 50.-

COOPERACIÓN DE ENTRADA $ 50.-

GUARDARROPA - PATIO AMPLIO
RECÁMARAS - SALAS - REGADERAS

Amado Nervo 610 Esq. con Isaac Garza Col. Centro Monterrey

INFORMES:  8115321259

SÍGUENOS EN: 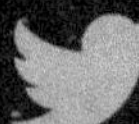 @LaCasadeLeo1

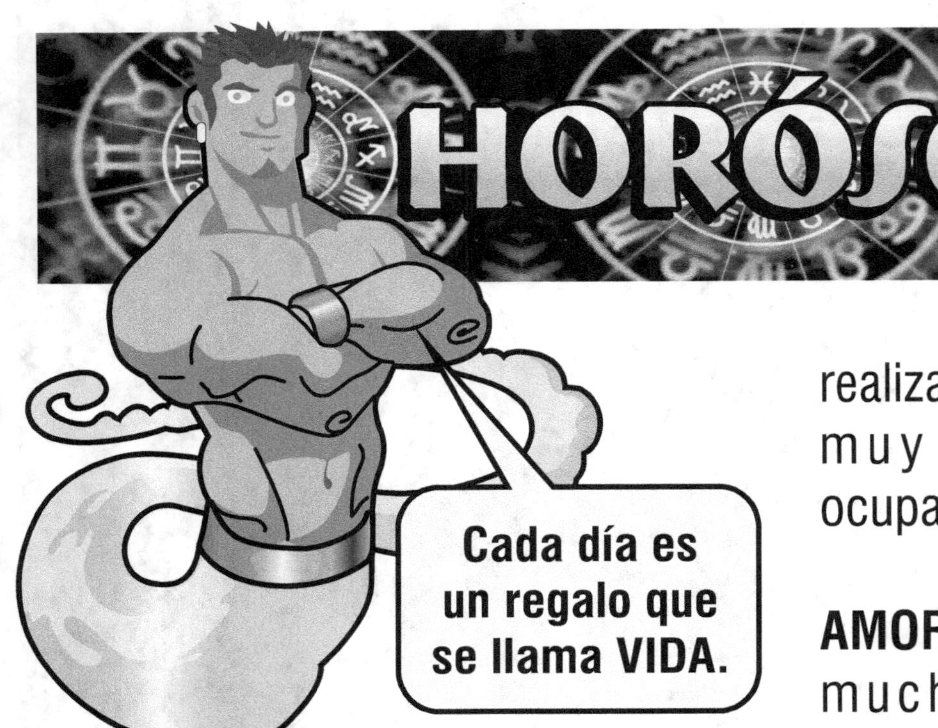

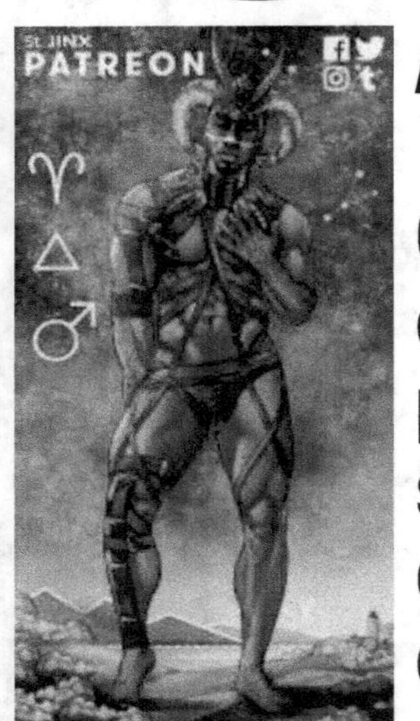

ARIES

Querido Aries, durante este mes y posiblemente hoy sacarás a la luz ciertos asuntos que no conoce nadie sobre alguna persona conocida. Tendrás la capacidad de indagar de una manera muy profunda de ciertos aspectos relevantes que serán muy comentados. Tu gran fuerza de voluntad estará muy marcada y te ayudará a realizar acciones increíbles y muy novedosas en tus ocupaciones.

AMOR: Es un día para tener mucha paciencia en las conversaciones y no meter la pata sin darte cuenta, en algún comentario que incomode a los demás. Así que pon atención.

TRABAJO: Tendrás un gran dominio para llegar a conocer asuntos que son un secreto para los demás. Tu constancia y fuerza de voluntad te ayudarán a resolver de forma rápida tus retos.

CAMBIOS: Tendrás que valorar lo que significa para ti el hogar y la familia. Es importante porque te da una base sobre la que construyes tu vida y en la que te asientas, y más en estos días de aislamiento es cuando más necesitamos estar bien con nuestra familia

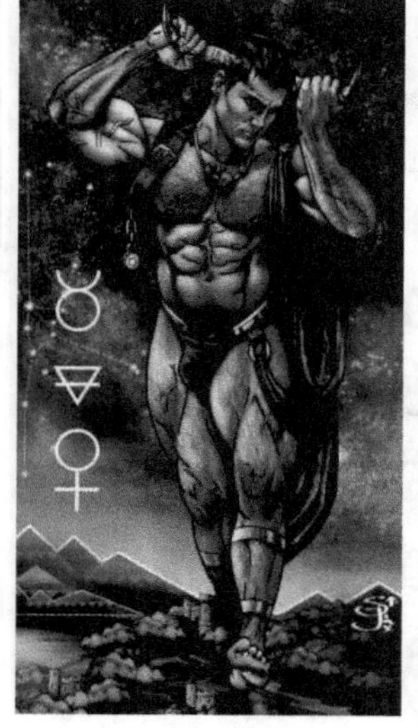

TAURO:

En estos días tienes deseos de disfrutar de la vida y de divertirte. Tus sentimientos son muy marcados y tienes la imagen de ti bajo el prisma de una crítica constante. Y no es aconsejable que te dejes llevar por ideas poco positivas. Buscas que te aprecien y para ello mostrarás tu lado más agradable y afectuoso; lo que te ayudará bastante.

AMOR: Es un mes para mantener la calma y no preocuparte demasiado por los temas financieros, ya que pueden estropear tus relaciones con los demás, y principalmente con tu pareja.

TRABAJO: Tu forma amable de ser y la simpatía te ayudarán a llegar a los demás de una manera más pronunciada. Le darás mucha importancia a la diversión y a la parte jovial de la vida.

CAMBIOS: Es un momento para renovar tu estrategia relacionada con la palabra hablada o escrita. Y especialmente con los contactos con otras personas, para evitar desencuentros.

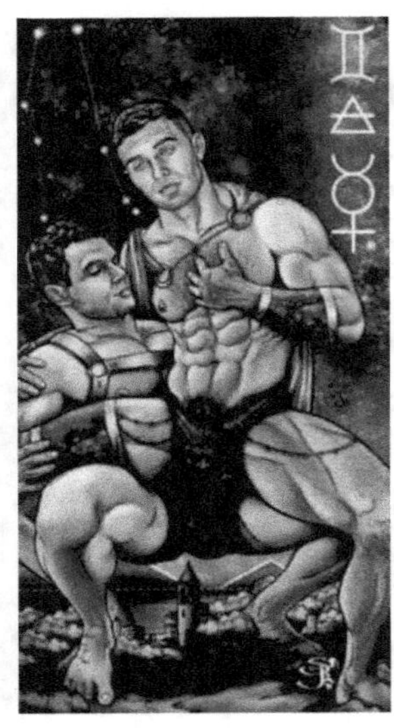

GÉMINIS:

Durante este mes de Marzo, deberás integrar la forma en la que piensas con la manera en la que sientes. Es importante porque podrás funcionar al unísono y de una forma más eficaz. Hoy mantendrás una concentración profunda que te servirá para lograr los mejores resultados. Es aconsejable que actúes de una manera natural para que los demás acepten tus elecciones.

AMOR: Es un mes un tanto movidito y en el que estarás realizando planes y tomarás iniciativas distintas en muchos aspectos de tu vida. Tendrás que ponerte de acuerdo con los demás, para evitar malentendidos. Hay probabilidad de que encuentres un nuevo amor o que con tu pareja la relación entre ambos mejore.

TRABAJO: Tendrás que equilibrar lo que piensas y lo que sientes. Es importante que prestes atención profunda y que además seas una persona que hable claro; ya que de esa forma te entenderán los demás mucho mejor.

CAMBIOS: Es un tiempo para ocuparte sin prisas, pero con diligencia de ciertos temas económicos de importancia que te ayudarán en tus temas principales y en tu vida.

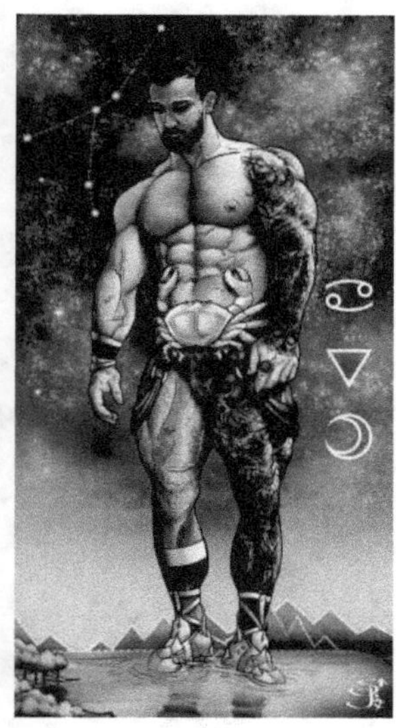

CÁNCER:

Es un momento para reinventarte y a partir de ello crear nuevos instantes en tu vida. Podrás destacar por tu gran fuerza y por la confianza en tus actuaciones. Tendrás una gran capacidad de comprensión, y si utilizas tu optimismo podrás ver los resultados de una manera increíble. Evita las discusiones inútiles con la pareja.

AMOR: Es un momento para que lleves todos los asuntos pendientes con mucha paciencia y que los soluciones definitivamente. Porque así podrías seguir adelante con otras cosas y proyectos que siempre has querido realizar. Por eso es importante cerrar ciclos.

TRABAJO: Tu estado de alegría y confianza te dará el ánimo preciso que necesitas para ser una persona positiva y a la vez que tu optimismo contagie a los demás. Esto se verá reflejado en tu desempeño laboral. Podrás entender a los demás de forma precisa.

CAMBIOS: Durante este mes de Marzo, tendrás que aprender a manejar todo de una forma más positiva y ágil. Ya que últimamente estás intentando comenzar a hacer cosas, pero das dos pasos para delante y dos para atrás.

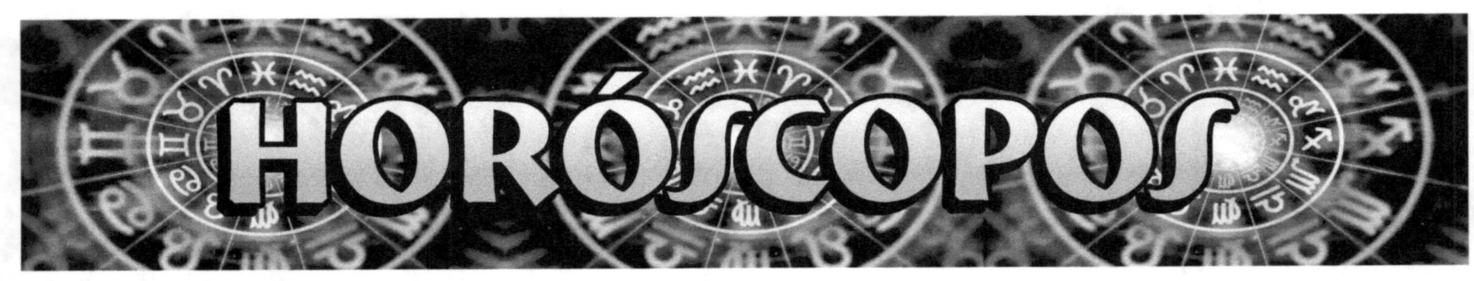

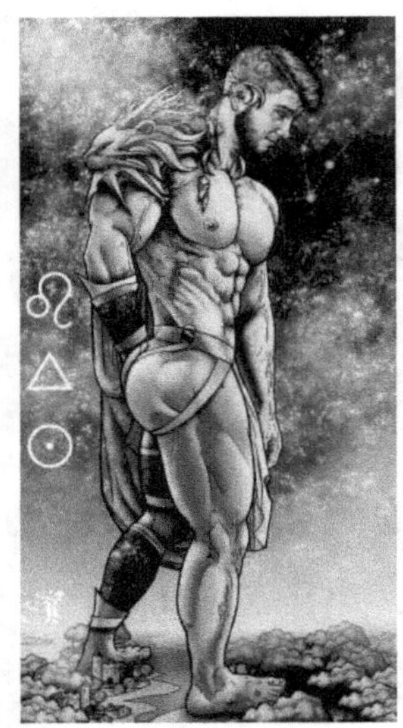

LEO

Durante Marzo, podrás aprovechar tu fortaleza de una manera armoniosa y a la vez podrás crear belleza y arte en todo lo que realices. La forma de iniciar tus acciones será muy intensa y además tendrá la calidad de que tus sentimientos internos lograrán que sientas si estás ante una buena elección o no; simplemente notando como lo aprecias por dentro.

AMOR: En el terreno amoroso, será un mes en el que quieres que tus metas planificadas desde hace tiempo se cumplan de manera satisfactoria. Y quieres hacer partícipe de ellas a los demás que conviven contigo, ya sea a tu pareja o a tus familiares.

TRABAJO: Tendrás unos días muy provechosos y creativos donde te rodearás de belleza creativa y de mucha fuerza en tus inicios; que además estarán apoyados en tu sensibilidad interna, que te aseguran tus sentidos. Te recomendamos que si logras obtener algunas ganancias, ahorres un poco.

CAMBIOS: Es un momento en el que tendrás que bajarle a tu ritmo para ocuparte de ciertos asuntos pendientes que te quitan mucho espacio y tiempo en tu cabeza; así que acaba con ellos de una vez por todas.

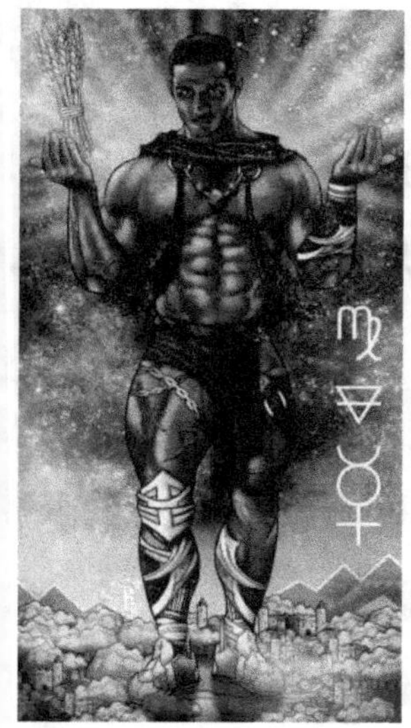

VIRGO

Mi querido Virgo, los próximos días, necesitas la concentración y el método, para conseguir que funcione de forma equilibrada tu manera de pensar y la de sentir. Esto te dará la tónica para poner en marcha todos tus asuntos de una manera acorde con lo que necesitas llevar a cabo. Evita las excentricidades, y procura seguir las normas para evitar descuidos.

AMOR: Deberás intentar dar un vuelco a tu vida de pareja y sentar las bases cambiando la manera que tienen de tratar ciertos asuntos complejos. A veces es mejor, no tocarlos. Sin embargo, hay veces en que dos cabezas piensan más que una y pueden encontrar soluciones, así como tener puntos de vista diferentes que pueden complementarse. Deberás de hacer un análisis ya sea en solitario o en pareja para que juntos salgan adelante y resuelvan los problemas.

TRABAJO: Si te ciñes a las realidades y mantienes armónicos tus pensamientos y tus sentimientos funcionarás mucho mejor. Es importante que tu atención sea plena y muy eficaz para tener un buen desempeño laboral, así como una buena relación con tus compañeros de trabajo.

CAMBIOS: Durante este mes, querido Virgo, podrás realizar planes en familia para que estén más unidos y disfrutar como hace unos años. Especialmente en estos tiempos de pandemia. Así que quítense la pereza y comiencen a disfrutar y a pasarlo bien. No siempre es necesario salir para divertirse.

LIBRA

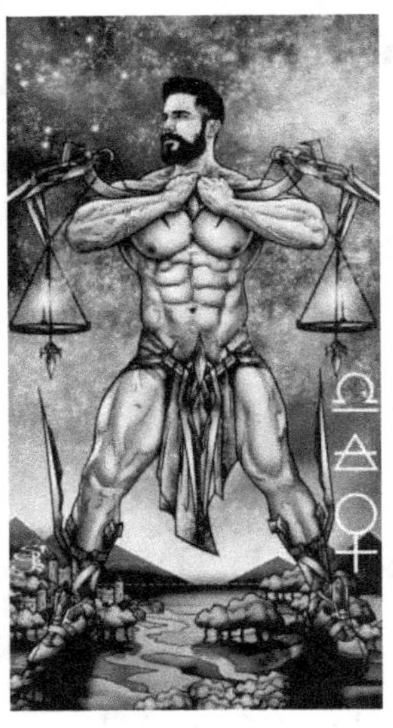

Querido Libra, durante estos días apreciarás mucho poder disfrutar de momentos divertidos y agradables con los tuyos. Tienes que procurar ser una persona condescendiente contigo y evitar juicios peyorativos; porque con eso no conseguirás la armonía que necesitas en estos momentos. Es aconsejable que muestres tu lado amable y tu sonrisa encantadora, porque así sentirás que los demás te aprecian, como tú estabas esperando.

AMOR: En el aspecto romántico, tendrás enfrentados tu pensamiento y tu filosofía de vida durante los próximos días. Deberás unificarlos y sentirlos para poner en práctica lo que percibes, sin contratiempos. Y así todo irá mucho mejor. Recuerda que uno tiene que ser congruente entre lo que uno piense, lo que uno dice y lo que hace.

TRABAJO: Es una semana para que sobresalga tu lado cariñoso y amable, porque es lo que más aprecian los demás. Y eso te hace sentir que te valoran más, y así conseguirás una crítica constructiva. Te sorprenderá cómo el tratar bien a tus compañeros de empleados generará un cambio positivo en tu ambiente laboral.

CAMBIOS: Es un día en el que tus reacciones emocionales estarán invadiendo el terreno profesional. Y es importante mantenerlo al margen para evitar resultados negativos. Recuerda que los problemas de la casa deben quedarse en la casa, y los problemas del trabajo deben quedarse ahí. Recuerda que si sientes que no puedes solo, es bueno pedir ayuda.

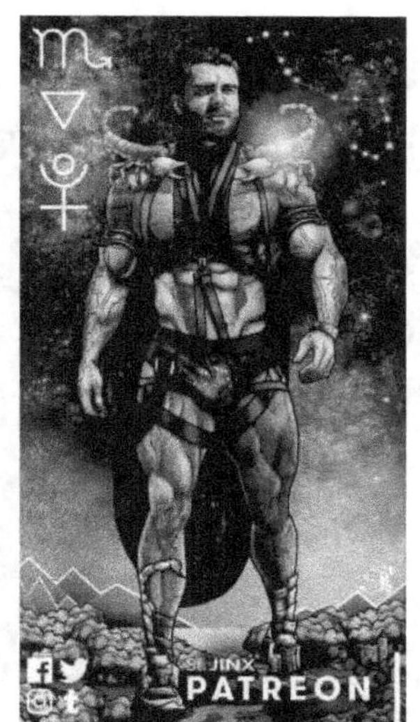

ESCORPIÓN

Durante estos días, tendrás que utilizar tu carácter bondadoso y dedicado a los demás. Porque es lo más destacado en este mes. Y si lo fomentas con simpatía e interlocución, será mucho más benéfico. Es importante que tu forma de mantener tus conversaciones y acuerdos con los demás sea de una manera que destaque tu valía y tu brillo personal.

AMOR: Es el tiempo de dar más importancia y atención a tu relación de pareja Y que aprendas a valorarla de una manera diferente a como lo haces. Es importante renovar la confianza y la amistad. No des las cosas por sentado, recuerda que muchas veces nos hace falta que nos apapachen para reafirmar ese sentimiento de amor y saber que cuentan contigo.

TRABAJO: Tendrás en tus manos conseguir que tus acuerdos sean favorables, gracias a tu intensidad y a tu manera de destacar. Y además deberás aprovechar tu altruismo con los demás y tu simpatía al interactuar.

CAMBIOS: Es un día para que cambies tu escala de valores, y para que aprendas a dar importancia a lo que realmente la tiene. Es importante que te plantees el sentido de la vida.

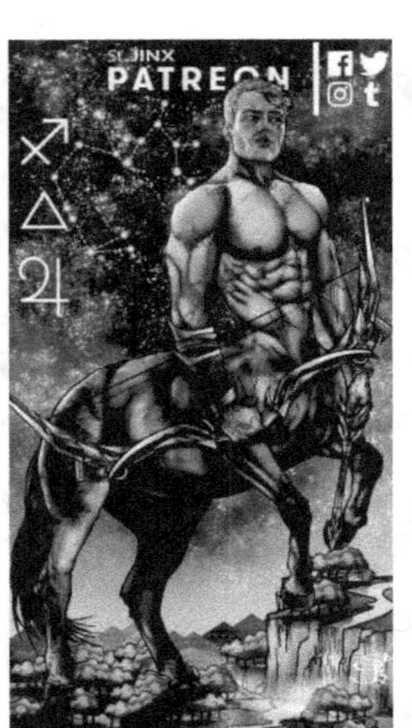

SAGITARIO

Mi querido Sagitario, en este mes de Marzo, va a ser importante que muevas tus intereses de una forma segura y consistente. También será necesario que vayas razonando tus acciones de una manera tranquila y organizada, para que tu camino hacia la cima sea pausado; por eso evita "ir más rápido que el viento", porque eso no te ayuda; al contrario, dificulta tus avances. Tu ingenio e intuición te ayudarán.

AMOR: Sagitario, la entrada de la primavera favorecerá que recibas mucho afecto. Y si también tú, lo das, te sentirás con mayor plenitud. Es importante que se sientan complementados y cómplices en todo. Aprovecha esta nueva energía positiva que aporta la primavera y utilízala para compartir amor entre tú y tu pareja, así como en tus seres queridos.

TRABAJO: Podrás asegurar tus pasos de una manera prudente y poco a poco, ya que así evitarás equivocaciones. Tienes que usar tu mente y tus percepciones al mismo tiempo para rendir al máximo. Recuerda que en este mes conviene llevar las cosas con calma para no tomar decisiones precipitadas. Una vez más te reitero que tu ingenio e intuición te ayudarán a analizar las situaciones.

CAMBIOS: Durante este Mes, podrás enfocar la energía renovadora de la primavera para solucionar asuntos pendientes relacionados con la economía y con los valores de bienes inmuebles o acuerdos firmados con anterioridad. No dejes las cosas para después, ya que muchas cosas que no se solucionan en el momento, posteriormente resultan más complicadas.

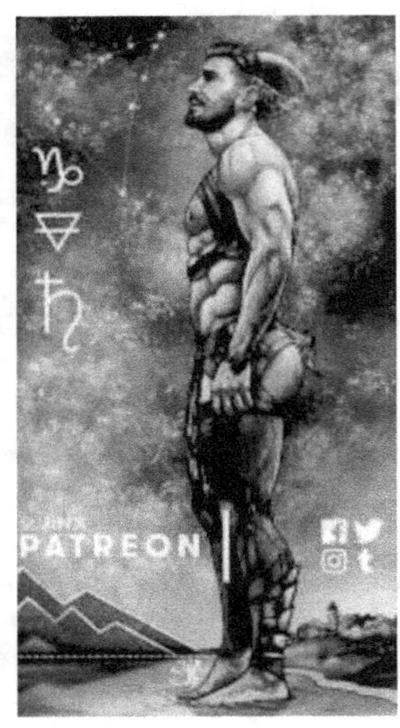

CAPRICORNIO

Durante estos días, tendrás que moderar tus impulsos y aprender a dar salida a tus creaciones en los momentos más oportunos. Necesitas utilizar para ello tu confianza y optimismo. Y por eso lo más adecuado será unirte o hacer amistad con personas que eleven tu moral. La prudencia es muy importante en este día. Así que pon atención y ten calma.

AMOR: Es una temporada de renovación, durante estos días podrás encontrar un momento para finalizar ciertos asuntos relacionados con el trabajo y las ganancias de este. Tienes que hablar con calma y ser más sincero con tu pareja, te darás cuenta que podrán estar más unidos que nunca porque se verán su lazos fortalecidos.

TRABAJO: Es un día para ganar confianza, tanto a través de poner en marcha tu optimismo, como de estar al lado de personas que te ayuden a sentirte bien y a subir tu ánimo.

CAMBIOS: Querido Sagitario, durante estos días deberás utilizar tu intuición para saber cerrar ciertos temas que están pendientes y que no es bueno que sigan estando en el baúl de los recuerdos. Así que soluciónalos del todo. Esto te ayudará a progresar.

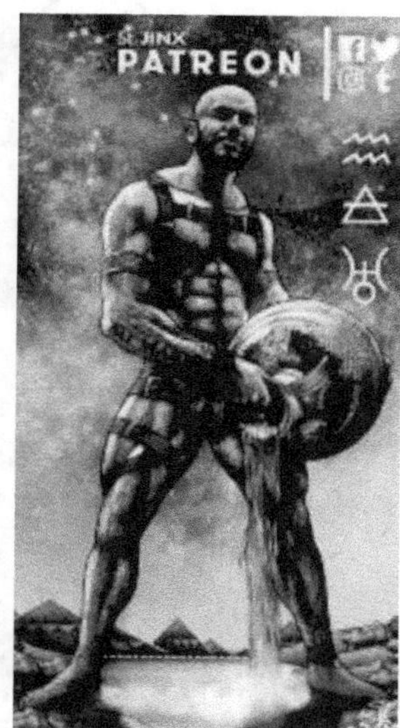

ACUARIO

Durante este mes de Marzo, tendrás una energía renovada que podrás canalizar para dedicarte a ayudar a otras personas. También para utilizar tus grandes ideas y tu inventiva para crear cosas novedosas. Lo más importante es que logres disfrutar de todo. Y que la vida suceda de una manera tranquila y sin sobresalto y/o dificultades, producidas por el enredo de tus pensamientos.

AMOR: En el terreno sentimental mi estimado Acuario, deberás estabilizar las bases de la pareja para que se sientan con armonía y entendimiento. Ya que, de otra manera, siempre encontrareis defectos o asuntos que están pendientes por hablar. De igual manera si eres soltero, deberás analizar las cosas para ser un mejor amante. Recuerda que para que alguien te ame tienes que amarte a ti primero. Incluso si solamente es un acostón, el tener los pies sobre las tierra te ayudará a ser mejor para expresar tu pasión y sentimientos y el chico o chicos que estén contigo te lo agradecerán. Es posible que tengas un gran romance en este mes que pueda ser algo más. De ti dependerá que esa relación progrese.

TRABAJO: En el terreno laboral,

podrás notar que este mes en particular podrás tener muchas ideas productivas que te permitirán mejorar más tu rendimiento y hacer más divertido tu trabajo. Deberás prepararte aprendiendo más cosas o tomando algún curso, porque puede que en el futuro cercano se presente una oportunidad de un ascenso o un buen negocio.

CAMBIOS: Este será un mes para ser una persona dadivosa y ponerte en el lugar de los demás. Si así lo haces, encontrarás que todo lo que realizas es más sencillo y será muy gratificante. La gente a tu alrededor notará tus esfuerzos y te sorprenderá que también serán buenos contigo.

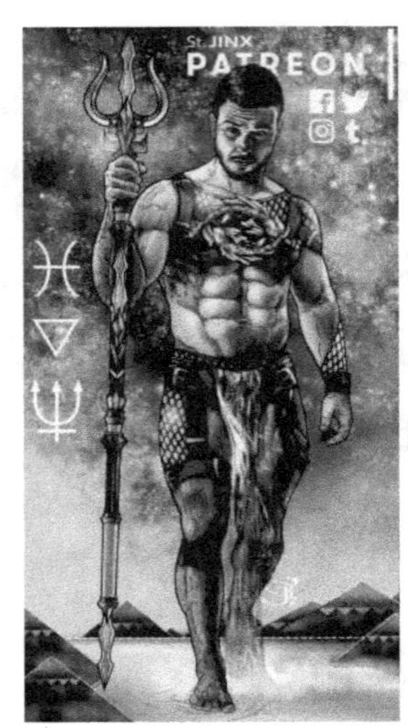

PISCIS

Durante este mes, tienes la suerte de contar con la fortuna cerca de ti; la misma te rodea y te hace destacar con tus más radiantes actitudes, entre ellas la generosidad y la abnegación. Por ello que deberás cuidar de ti y de tu bienestar personal. Es importante que te sientas bien física y emocionalmente; y que cuentes con espacio y tiempo para tus actividades y tu relax.

AMOR: Es un momento para cuidar mucho de tu salud y de tu bienestar; porque si te sientes bien podrás sentirte más cerca de tus seres queridos y sabrás darles el cariño que se merecen. Especialmente en estos tiempos de pandemia es cuando es más importante que todos sean más unidos.

TRABAJO: Querído Piscis, es importante que cuides de tu salud en todos los sentidos, tanto emocional como físicamente. De esta manera, conectarás mejor con los demás podrás brillar y ayudarles en todo lo que quieres. Posiblemente te ofrezcan un cambio de área en tu trabajo. Deberás analizar si te conviene ese cambio o quedarte donde estás. Analiza los pros y contras. Independientemente de la decisión que tomes, deberás cuidar tu salud para tener buen rendimiento.

CAMBIOS: Es un día muy divertido para entusiasmarte por las actividades que tanto te gustan. Y si disfrutas con ellas y con la compañía de tu pareja, de tus hijos (en caso de que los tengas) o de amistades de confianza, mucho mejor.

Posiblemente entres en una nueva etapa con más energía, así que trata de canalizarla bien para que obtengas resultados positivos.

Durante este nuevo ciclo de primavera se te dará muy bien hacer ejercicio para conservar la línea y/o conseguir ese cuerpo escultural que anhelas tener desde hace tiempo. Lo más importante es que seas constante.

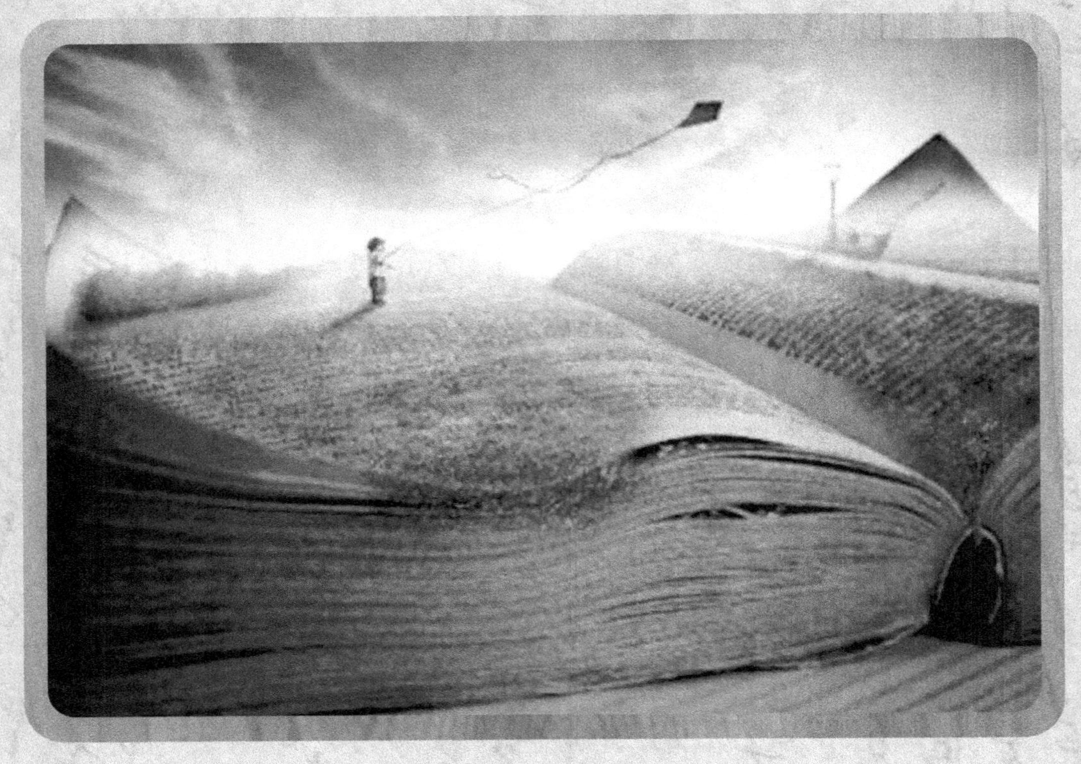

La vida tiene Diferentes capítulos.
Un mal capítulo no significa
el final de la historia

Recuerda que quien escribe tu
vida eres Tú Mismo.